KURT TEPPERWEIN

Heile deine wunden Punkte

SEELISCHE VERLETZUNGEN VESTEHEN UND HEILEN

mvgverlag

Bibliografische Information der Deutschen Nationalbibliothek
Die Deutsche Nationalbibliothek verzeichnet diese Publikation in der Deutschen Nationalbibliografie. Detaillierte bibliografische Daten sind im Internet über http://dnb.d-nb.de abrufbar.

Für Fragen und Anregungen:
info@m-vg.de

Dieses Buch ist kein Ersatz für die Schulmedizin. Bei gesundheitlichen Problemen rate ich dazu, einen Arzt oder Naturheilpraktiker des Vertrauens aufzusuchen.

Originalausgabe, 4. Auflage 2024

Türkenstraße 89
80799 München
Tel.: 089 651285-0
Fax: 089 652096

Redaktion: Andreas Ehrlich, Spalt
Umschlaggestaltung: Laura Osswald, München
Umschlagabbildung: shutterstock/ Fettullah OZASLAN, Nikki Zalewski
Satz: inpunkt[w]o, Haiger (www.inpunktwo.de)
Druck: ScandBook, Litauen
Printed in the EU

ISBN Print 978-3-86882-894-8
ISBN E-Book (PDF) 978-3-96121-147-0
ISBN E-Book (EPUB, Mobi) 978-3-96121-148-7

Wir produzieren nachhaltig
www.m-vg.de

Weitere Informationen zum Verlag finden Sie unter

www.mvg-verlag.de

Beachten Sie auch unsere weiteren Verlage unter www.m-vg.de

Inhalt

Aufbau und Inhalt

Wir alle kennen wunde Punkte. Wenn der Körper sich unwohl fühlt, ist guter Rat teuer. Was soll ich tun? Kann mir der Arzt helfen? Soll ich gleich zu ihm gehen oder erst versuchen, selbst eine Verbesserung zu erzielen? Einige Menschen ziehen medizinischen Rat sofort in Erwägung, andere warten lieber etwas ab. Das kann mehrere Gründe haben. »Man kann doch nicht wegen jeder Kleinigkeit gleich den Arzt aufsuchen.« Dieser Gedanke könnte ein möglicher Grund sein, Angst vor dem Arztbesuch ein weiterer. Die Impulse, die uns davon abhalten oder dazu bewegen, uns helfen zu lassen, sind nicht immer intuitiver Herkunft. Der Verstand ist Meister darin, uns zu verunsichern, und es gelingt ihm immer wieder, uns auf eine falsche Fährte zu locken. Aber was ist nun richtig und was ist falsch? Wenn es doch so einfach wäre, dies herauszufinden! Unsicherheit und Zweifel erschweren jede Art von Entscheidung und die kann uns keiner abnehmen.

Dieses Büchlein ist eine Ergänzung zur Schulmedizin und zeigt lediglich *mögliche* Ursachen für körperliche und psychische Dissonanzen auf. Natürlich treffen sie nicht immer auf jeden eins zu eins zu, da eine Krankheit bei verschiedenen Menschen völlig unterschiedlich verlaufen und auch ganz andere Ursachen haben kann. Man bedenke, dass es meist viele Faktoren sind, die zusammenspielen, wenn man sich unwohl fühlt. Dieses Buch ist nicht dazu da, darin zu blättern, den Wunschbegriff zu suchen und zu sagen: »Aha, das habe ich also. Jetzt spreche ich bejahende Worte und gut ist es!« So einfach ist es natürlich nicht und das wissen wir auch selbst. *Vorerst geht es darum, Bereitschaft zu signalisieren. Das bedeutet, sich Zeit zu nehmen, sich mit der Situation, den Emotionen und dem Körper auseinanderzusetzen und sich völlig neu zu entdecken. Denn in dem Moment, in dem ich innehalte, mich nicht in alltäglichen Belastungen verliere und nicht nur in Problemen und Lösungen denke, ist bereits eine grundlegende Veränderung im Gange.*

Ein Beispiel dazu: Wenn du bei 40 Grad in der Sonne fast einen Sonnenstich bekommst und dich unter einen Schirm rettest, wird sich dein Körper nicht sofort abkühlen. Auch deine Beschwerden werden nicht umgehend verschwinden. Doch der Schritt weg vom Problem ist der, der sich heilend auf deine Psyche und deinen Körper auswirken wird.

Es ist nur ein Schritt im Genesungsprozess, aber der ist notwendig, damit sich Linderung einstellen kann. Das klingt banal und logisch, aber genau diese Logik fehlt, wenn der Mensch sich in Ausnahmesituationen befindet. Wenn den Menschen die Angst um den Körper, die Gesundheit oder das Überleben packt, läuft das System heiß. Panik breitet sich aus. Er befindet sich in einem Ausnahmezustand. Bezogen auf unser Beispiel bedeutet das: Statt ein schattiges Plätzchen aufzusuchen, bleibst du »in der Hitze stehen«, denkst krampfhaft nach und versuchst, einen Ausweg zu finden. Das Ergebnis? Dein System überhitzt und eskaliert. Die Situation verschlimmert sich, anstatt sich zu verbessern. Nun kommt jemand des Weges, stupst dich an und sagt: »Warum gehst du nicht in den Schatten?« Ja, warum eigentlich nicht?

In der **Indikationsliste** findest du mögliche Ursachen (»*Der wunde Punkt – Insuffizienz*«), **Botschaften des Lebens** (»*Was dir das Leben sagen will*«) und **Impulse** (»*Festgefahrene Konzepte umwandeln – was ich mir selbst sage*«), die aufrichten und auffangen. Letztere kannst du jederzeit ergänzen, abändern oder durch eigene Inspirationen ersetzen. Lass deiner Intuition freien Lauf. Wiederhole die Sprüche, so oft du magst. Mach sie zum täglichen Ritual, das du mit Musik oder Kerzenlicht unterstützen kannst. Deinen Ideen sind keine Grenzen gesetzt.

- Die *Indikationsliste* beinhaltet alle gängigen Disharmonien, die wir als körperliche und psychische Erkrankungen bezeichnen. Da wir mit Diagnosen im Fachjargon konfrontiert werden, sind alle gängigen lateinischen Bezeichnungen ebenfalls in der Liste enthalten. Sollte eine körperliche und psychische Disharmonie fehlen, kannst du diese gern ergänzen. Dafür habe ich nach jedem Buchstaben Leerzeilen vorgesehen.
- Unter »*Der wunde Punkt – Insuffizienz*« findest du *mögliche* Ursachen in Form einer Kurzübersicht. Betrachte sie als *eine* Möglichkeit und spüre in dich hinein, inwieweit du mit diesem Thema konfrontiert bist.
- Unter »*Was dir das Leben sagen will*« stehen Hinweise, die zu deinem Herzen sprechen. Diese Botschaften, die sich direkt an dein Innerstes richten, mögen etwas bestimmend klingen. Ich habe sie bewusst so formuliert. Sie wirken erweckend und befreiend. Wenn du früh aufstehen musst und jemand raschelt neben dir mit einem Papiertaschentuch, oder

flüstert dir »Aufstehen« ins Ohr, wirst du wohl kaum aufwachen. Du wirst weiterschlummern. *Dies jedoch ist kein Schlafbuch, sondern ein Aufwachbuch!*

Vergiss nie: Wenn du etwas als hart ansiehst, spiegelt dies deine eigene Härte wider. Wenn keine Härte in dir ist, wirst du sie auch nicht auf einen Satz projizieren. Dennoch ist es durchaus nachzuvollziehen, dass manche Sätze als sehr direkt und bestimmend empfunden werden. Wer will schon hören, dass er uneinsichtig, stur oder unbeweglich ist? *Natürlich niemand! Trotzdem ist es unumgänglich, das Kind beim Namen zu nennen.*

Mein Tipp: Sieh die Botschaften als Anstoß, die dich zum Nachdenken anregen, zum Handeln animieren und in Bewegung bringen soll. *Nimm sie nicht persönlich!* Sie richten sich nicht gegen dich und sollen auch keine Ermahnung oder Zurechtweisung sein. Dennoch treffen die Botschaften sehr häufig mitten ins Schwarze und treten als Orientierungshilfe und klare, direkte Hilfestellung in dein Leben, die stets gut gemeint sind und tiefgreifende Wirkungen auslösen können. *Die Energie, die sich hinter den Worten verbirgt, kannst du entdecken, wenn du über das Wort hinausgehst und es ohne Nachdenken erfasst.* Worte, die alles in Watte packen und versuchen, etwas vage zu umschreiben, haben nicht dieselbe Wirkung. Es ist an der Zeit, das Leben nüchtern zu betrachten und es am Schopf zu packen. Radikale Aussagen können Wunder bewirken, und oft sind es tief greifende Veränderungen, die notwendig und heilsam sind. Nicht immer ist der gemächliche Weg der richtige, vor allem nicht, wenn der Hut sozusagen brennt und die Situation so kritisch ist, dass sie keinen Aufschub mehr erlaubt.

Jeder Mensch hat sein Päckchen zu tragen und es gibt Tausende von Menschen, für die diese Botschaften ebenfalls gelten. Niemand ist davon ausgenommen. Das Ego hat sehr viele Eigenschaften, die düster und fragwürdig sind. Diese sollen an die Oberfläche gelockt werden, damit wir uns ihnen stellen können. Nur wenn wir sie uns ansehen und uns mit ihnen aussöhnen, können wir sie loslassen und für immer verabschieden. Sie unter den Teppich zu kehren ist keine Lösung. Aus diesem Grund sind direkte Aussagen wohl die heilsamsten. Wir wollen mit diesem Buch gemeinsam etwas verändern, und zwar definitiv!

Deswegen habe ich es genau so geschrieben, wie es ist. Der Text richtet sich nicht an deine Person, vielmehr ist er als Nahrung für den Geist gedacht. Und dieser kann sich weder angegriffen noch verletzt fühlen. Er ist frei! Und in diese Freiheit wollen wir gehen. Raus aus Begrenzungen, die krank machen, hinein in die unbegrenzte Ewigkeit, die man auch Liebe nennen kann.

Die Botschaften sind klar, direkt und sprechen zu deinem Inneren, zu deinem Höchsten Ich – wenn du (beziehungsweise dein Ego) es zulässt und dich nicht damit identifiziert. Wie schnell ziehen wir uns in unser Schneckenhaus zurück, wenn wir etwas nicht hören wollen. *Eigenartig, jeder Mensch hat etwas zu sagen, aber kaum einer hört zu. Das ist wohl mit ein Grund, warum wir durch körperliche und psychische Schwächen zum Hinhören gezwungen werden.*

Der Verstand darf sich wehren. Es liegt in seiner Natur. Doch die Botschaft wird dein Herz erreichen, etwas in dir bewegen und in Gang setzen, *wenn du dir erlaubst, offen und ehrlich mit dir selbst umzugehen.*

Wenn dein Ego dennoch daran zu knabbern hat und etwas nicht hören will, sei dir bewusst, dass das Ego nur dein Werkzeug ist. Es muss nicht damit einverstanden sein. Du bist weit mehr als ein Ego, das sich über einen Körper definiert. Deine wahre Größe zu erkennen und ihr in dir zu begegnen, dafür bedarf es Klarheit. Nüchterne und direkte Worte sind klärend, wenn du sie in Dein Herz hineinlässt. Sich regelmäßig seine Schwächen bewusst zu machen, das stärkt. Wie heißt es so schön: Steter Tropfen höhlt den Stein!

Ein gesundes Leben

Lüfte den Schleier. Der Schleier vor deinen Augen ist dein Ego. Der Schleier besteht aus Kummer, Leiden, Krankheit und Unwissenheit. Nimm den Schleier von den Augen und es wird sich Dir die Wahrheit zeigen.

(Frei zitiert nach dem indischen Mystiker Kabir)

Trau dich! Stell dich deinen wunden Punkten. Habe keine Angst und öffne dich. Dein Ego hat dich krank gemacht. Gesund macht dich etwas anderes. Was das genau ist, kannst du nur in deinem Inneren erfahren. Hab den Mut, es zu finden! Wenn du dich aufrichtig darum bemühst und es nicht im Außen suchst, stehen die Chancen recht gut, dass es sich eines Tages ganz von selbst zeigen wird. Wenn du bereit bist, ist auch die Bereitschaft der universellen Kraft da, dich liebevoll zu stützen. Der Weg über Krankheit ist der Weg, der am fruchtbarsten ist. Er zwingt dich in eine Richtung, die du ansonsten nicht eingeschlagen hättest. Deswegen betrachte es als Geschenk, auch wenn du jetzt trübselig und ratlos bist. Jetzt ist der Zeitpunkt gekommen, endlich DU SELBST ZU SEIN!

Der Hinweis zu Beginn des Buches auf die Schulmedizin ist mir ein wichtiges Anliegen. Es gibt auf jedem Gebiet Koryphäen. Auch wenn sich viele Menschen immer mehr gegen die Schulmedizin aussprechen, kenne ich niemanden, der nach einem Autounfall nicht gern die Hilfe eines Allgemeinmediziners oder Spezialisten in Anspruch nehmen würde.

Manchmal wünsche ich mir, dass alle Menschen, die im Gesundheitsbereich arbeiten, für alle Behandlungsformen offen sind und jeder mit jedem kooperiert. Es gibt so viele begabte Menschen, die gemeinsam noch viel bessere Ergebnisse erreichen könnten, als es im Alleingang möglich ist. *Es geht schließlich nicht darum, als Einzelner besser zu sein, sondern dass wir gemeinsam gut sind, um anderen helfen zu können.*

Wir können nicht nur den Körper oder nur die Psyche behandeln. *Es ist an der Zeit, alle Aspekte ganzheitlich zu betrachten, den Menschen als Geist und Körper anzusehen und dementsprechend zu agieren.* Körper und Psyche? Ich habe hier gezielt auf das Wort Seele verzichtet. Warum, wirst du im Kapitel »*Die Seele kennt keine Krankheiten*« erfahren.

Es gibt viele Faktoren, die für einen gesunden Körper von Vorteil sind. Neben einem lebendigen Geist, einer wachen und lebensbejahenden Einstellung und einer klaren und unbegrenzten Sicht bedarf es viel Bewegung und natürlich auch einer gesunden Ernährung. Jeder sollte selbst herausfinden, was gut für ihn ist. Je unbelasteter und frischer ein Produkt ist, desto bekömmlicher wird es für den Körper sein. Lichtnahrung ist ein umstrittener Begriff, dessen Bedeutung oft missverstanden wird. Es geht dabei nicht darum, *nichts* zu essen, sondern lichte Nahrung zu sich zu nehmen. Gemeint ist also Nahrung, die während des Wachstums viel Sonnenlicht in sich aufgenommen hat. Dies sind in erster Linie Früchte. Erst danach folgt das Gemüse, das unbehandelt jedoch auch sehr bekömmlich für den Körper ist.

»Von den Früchten der Felder sollt ihr euch ernähren«, so steht es seit Langem geschrieben und diese Weisheit wird in alle Ewigkeit immer dieselbe Wahrheit in sich tragen. *(Detaillierte und umfangreiche Tipps zur Ernährung finden Sie in meinem Buch: »Nebenbei schlank«, erschienen im books4success-Verlag.)*

Krank sein? Nein danke!

Keiner will es. Jeder will es loswerden. Niemand wünscht sich, krank zu sein. Gesundheit ist wirklich unser höchstes Gut und sie ist mit nichts aufzuwiegen. Eigentlich gibt es nur eine Krankheit und die heißt Ego. Alle Krankheiten entstehen aufgrund unserer Persönlichkeit, die sich Grenzen setzt, sich einengt, schuldig fühlt, manipuliert, wünscht, fordert, sich durchsetzen will, erreichen will, haben will, ihren Raum verteidigt, recht haben will, sich nichts sagen lassen will ...

Das Ego hat viele Eigenschaften, die krank machen, und dennoch gibt es eine höhere Instanz, die vor dem Ego existiert. Diese Ebene, nennen wir sie *universelles Bewusstsein* oder *Seele*, hat tief in sich Erfahrungen abgespeichert. Doch von diesen abgespeicherten Erfahrungen weiß sie nichts, weil die Seele nicht denkt. Durch das Ego eingesperrt, sucht sie sich einen Weg, um nach außen zu drängen. Das ist aber kein willentlicher Akt, sondern obliegt ganz ihrer Natur, *frei zu sein*. Dieser Akt der Befreiung gelingt aber nur bedingt und geht zäh vonstatten, weil Widerstände und Unwissenheit die Seele unterdrücken und ihr keinen Raum zur Entfaltung gewähren. Da es aber unsere Lebensaufgabe ist, uns *als Seele, als eigentliche Identität*, zu entdecken, wird dieses universelle Licht weiterhin nach Wegen suchen, auf sich aufmerksam zu machen. Da der Mensch sich selten den Tiefen seines Seins widmet, scheint der Weg über Schmerz, Schicksalsschläge und harte Erfahrungen wohl der effektivste zu sein. Wenn es ungemütlich wird, entwickelt der Mensch eine plötzliche Bereitschaft, seine Aufmerksamkeit vom oberflächlichen Dasein abzuziehen und nach Auswegen zu suchen. Er beginnt, das Leben zu hinterfragen. Der Mensch wird sozusagen gezwungen innezuhalten, um sich das Leben etwas tiefer anzusehen und es zu erforschen. Der Alltagstrubel ist nichts Schlechtes, doch Erfüllung lässt sich darin nicht finden. Kurzweilige Befriedigungen und Freuden mögen Begehren wecken, doch Fakt ist, dass nichts bleiben wird. Alles obliegt einer Veränderung und ein steter Wechsel ist Ausdruck der Natur. Wenn also sowieso nichts von Bestand ist, wozu etwas anstreben, es haben wollen oder sich danach sehnen? Ist es die Anstrengung wert? Lohnt es sich?

Die Energie des Wollens ist in uns Menschen allgegenwärtig. Sie hält uns davon ab, uns auf das Wesentliche zu reduzieren, uns dem hinzugeben, was ist, und die Gegebenheiten zu genießen. Wir wollen immer etwas anderes, als das, was wir haben. Was wir haben, wollen wir loswerden, und was wir nicht haben, das wollen wir. Das ist eine unsichtbare Krankheit, die sich ohne Zweifel negativ auf den Gesundheitszustand des Menschen auswirken muss.

Wer oben ist, will nicht nach unten, und wer unten ist, will nach oben. Das ist durchaus verständlich, doch aussuchen können wir uns das nicht. Von heute auf morgen kann innerhalb weniger Sekunden alles anders sein. Gerade noch saß man gemütlich mit der Familie beisammen und plötzlich liegt man mit Schmerzen im Krankenhaus. Und nun? Ändern können wir es nicht und positives Denken bringt uns auch nicht wirklich weiter, da wir uns eine tragische Situation nur kurzzeitig schönreden können. Es geht ans Eingemachte, und der Mensch wird dazu aufgefordert, sich dieser Tatsache zu stellen. Doch wie geht er damit um?

Am liebsten würde er davonlaufen, es verdrängen oder ignorieren, aber das ist natürlich keine Lösung. »Was soll ich tun, wenn ich in einer Situation bin, in welcher der Körper mich spüren lässt, dass das Leben nicht mehr so ist, wie es einmal war?« Das Wohlbefinden scheint auf einen Schlag, weg zu sein, stattdessen ist da ein dunkles Loch, eine tiefe Sinnkrise, die alles über den Haufen wirft.

Zeit, umzukehren

Depressionen zeigen, dass die Anbindung zur Seele verloren gegangen ist – ein gutes Beispiel dafür, was passiert, wenn die eigentliche Identität missachtet wird: Wer sein Inneres verkümmern lässt, wird durch depressive Emotionen darauf hingewiesen umzukehren. Umkehren? Aber wohin?

Die Umkehr ist der Beginn einer langen Reise, die dorthin führt, wo Gedanken auf keinen Nährboden mehr stoßen. Es ist ein Raum, in dem Zeit nicht existiert. Es ist ein Raum, in dem sich nichts bewegt, er ermöglicht Bewegung. Dieses »Dort« ist kein Ziel, sondern der Weg dahin ist der Pfad der Erlösung. Erlösung ist ein Begriff, der einen bitteren Beigeschmack hat und an Religion und Kirche erinnert. Dies hat aber nicht das Geringste damit zu tun. Erlösung bedeutet, tiefe Einsichten zu haben. *Nämlich zu durchschauen, dass wir ein Ego nutzen und haben, aber nicht dieses Ego sind.* Mit Religion hat das nichts zu tun, mit gelebter Spiritualität jedoch schon. Wir definieren uns über die Persönlichkeit, doch seine wahre Identität muss jeder selbst herausfinden. *Und genau dieser Prozess wird durch Krankheit angestoßen, da der Mensch einsichtiger und offener wird, wenn ihn Schmerzen plagen oder das Leben nicht so läuft, wie er es sich vorgestellt hatte.*

Das Leben ist kein Wunschkonzert, es hat seine eigenen Bestimmungen. Das Einzige, was wirklich zählt, ist, all diese harten und unsanften Eigenschaften zurückzulassen und sich immer mehr in die Hände der universellen Kraft zu begeben. Es ist der Weg zum kosmischen Menschen. Je mehr wir uns nach innen wenden, umso mutiger und geduldiger werden wir. So können wir die Welt plötzlich aus einem ganz anderen Blickwinkel betrachten und feststellen, dass sich vieles zum Positiven verändert.

Fakt ist, dass sich das Umfeld durch unsere neue und veränderte Sicht ebenfalls »mit«-verändern muss und sich somit anders gestalten wird. Was wir in den Wald hineinrufen, wird herausschallen. Die Ernte wird durch die Saat bestimmt, deswegen säe deine Gedanken recht aufmerksam und mit viel Gefühl.

Die Seele kennt keine Krankheiten

Immer wieder sprechen wir von einer seelischen Ursache, die Krankheiten und Schicksalsschlägen zugrunde liegt. Doch die Seele kann genauso wenig wie ein Schatten oder ein Spiegelbild von etwas berührt werden. Der Spiegel schreit nicht, wenn er zerbricht. Der Schatten fühlt keinen Schmerz, wenn man auf ihn tritt. Und die Seele? Auch sie bleibt unberührt von Leid und Schmerz. Und doch ist sie es, die es überhaupt erst ermöglicht, dass es Menschen gibt, die zu solchen Empfindungen fähig sind. Ohne Seele also kein Leben, keine Lebewesen, keine Empfindungen.

Man hört des Öfteren, dass die Seele leidet. Die Seele aber steht über allem. Leid kennt sie nicht. Wenn überhaupt, so beginnt ihr Leidensweg, sobald sie durch einen Körper Form angenommen hat. Doch das, was krank wird, ist der Körper – und nicht die Seele. Wenn die Glühbirne kaputtgeht, sagt man ja auch nicht, der Strom sei defekt. Es ist die Glühbirne, die kaputtgegangen ist. Den Strom kümmert das nicht.

Wer sich wünscht, dass die Wunden der Seele ausheilen, sollte genauer hinsehen. Die Seele ist rein. Der Geist ist nicht mit dem Denken gleichzusetzen. Was unterscheidet die Seele vom Geist? Holen wir zu dieser Frage Meinungen ein, stoßen wir auf ein wildes Durcheinander. Oft wird das Wort Geist von englischen Texten mit dem Begriff Verstand übersetzt und das sorgt für Verwirrung. Der Geist ist nicht in der Materie beheimatet, wobei der Verstand ein Werkzeug der Materie ist. Somit kann auch der Geist nicht krank sein. Spricht man von einem verwirrten Geist, geht man fehl. Der Geist kann auch nicht verwirrt sein. Verwirrt ist der Mensch, durch den sich der Geist (ungeboren, unberührt, unbegrenzt und frei) mithilfe von Gedanken und Worten über die Materie ausdrückt. Deshalb sage ich, dass sich der Geist – der sozusagen mithilfe des Denkens kommuniziert – auf die Psyche auswirkt, und verzichte so auf Begriffe, die nichts als Verwirrung stiften.

Es sind also weder Seele noch Geist, die krank oder schwach sind. *Disharmonische Gedanken, Handlungen und Gefühle sind der Nährboden für körperliche und psychische Dissonanzen.* Unser Sosein wirkt auf uns ein und schwächt uns, weil wir so tun, als ob wir ein schwaches Glied wären. Doch in unserem Körper wohnt reine Stärke. Wir aber verhalten uns verunsichert, unwissend, ja sogar manipulativ und schwächen damit unseren Körper. Finden wir also zu unserem Wissen zurück – nicht zu jenem, das angelernt ist, sondern zu unserem wahren Wissen. Wahres Wissen kann man nicht lernen, man kann es nur aus sich selbst schöpfen. Und da das nicht ganz so einfach ist, versuchen es viele erst gar nicht. Doch es führt kein Weg daran vorbei. Es gibt nur einen Weg, der für uns wirklich wichtig ist, und der führt uns über die gelebte Spiritualität zurück nach Hause.

Indikationsliste von A–Z

A

	Botschaft – was dir das Leben sagen will
Abhängigkeit	Befreie dich aus den Bindungen. Die Opferrolle kannst du jetzt hinter dir lassen.
Abszess	Löse dich aus deinem zwanghaften Denken und lass die Gedanken einfach kommen und gehen. Du bist frei.
Achalasie, s. Sodbrennen	
Addisonsche Krankheit, s. Nebennieren-Probleme	
Adipositas und Esssucht (Fettsucht)	Ängste, Unsicherheiten, Spannungen sowie jegliche Unzufriedenheit und Kummer gehören dir nicht, sei dir dessen gewahr.
Adnexitis, s. Entzündungen	
Affektive Störungen, s. Depression	
Affektivität, s. Psychose und Schizophrenie	
Aids	Verleugne nicht länger dein wahres Sein, du bist so, wie du bist, völlig in Ordnung. Dein Leben ist es wert, gelebt zu werden.
Akne	Erkenne die wahre innere Schönheit deines Wesens und akzeptiere sie. Das ist der Schlüssel für Heilung.
Akute Krankheiten allgemein	Was wird dir zu viel? Bei einer schwierigen Lebenssituation steht eine sanfte Klärung an. Sei nicht so hart zu dir selbst!
Akute Leukämie, s. Krebs	
Albträume	Unaufgearbeitetes wird ins Bewusstsein integriert und darf sich auflösen.
Alkoholismus	Alles an dir ist schön und liebenswert, lebe einfach im Jetzt und genieße jeden Moment als der Mensch, der du wirklich bist.

Der wunde Punkt – Insuffizienz	Festgefahrene Konzepte umwandeln – was ich mir selbst sage
Beschuldigungen, Vorwürfe, Angst vor dem Leben	Dank meiner Kraft und Gesundheit bin ich unabhängig und frei. Dankbar ergreife ich jetzt die Chance und gestalte mein Leben neu.
Schwelende Verletzungen, Kränkung, Rachegedanken	Nun lasse ich die Vergangenheit in Liebe los, Gedanken kommen und gehen. Ich bin damit im Frieden.
Sucht, Angst, mangelnde Selbstliebe, Wut	Ich vergebe mir selbst und meinen Mitmenschen und übernehme jetzt voller Vertrauen die Verantwortung für mein Leben.
Schuldgefühle, Hoffnungslosigkeit, Minderwertigkeitsgefühl	Das Leben liebt mich. Dadurch kann ich mich selbst lieben und annehmen, so wie ich bin.
Ablehnung, innerer Konflikt	Ich bin zur richtigen Zeit am richtigen Ort und liebe mich selbst so, wie ich gerade bin. Das Leben ist schön.
Problematische Lebenssituation, aggressiver Zorn, steuert dagegen, starker Wille	Klar erkenne ich nun, was jetzt zu tun ist, und ich habe den Mut, dies im Leben umzusetzen.
Unbewusste Ängste und Sorgen, kann etwas nicht verarbeiten	Ich fühle mich leicht, frei und sicher. Das Leben liebt und beschützt mich immer und überall.
Sinnlosigkeit, Schuld, Selbstablehnung, Mangel	Ich liebe mich und bin es wert, geliebt zu werden. Dafür bin ich unendlich dankbar.

	Botschaft – was dir das Leben sagen will
Allergien	Du bist innerlich voller Lebenskraft, Freundlichkeit und Mut. Zeige dich der Welt so, wie du wirklich bist!
Allergien, s. Heuschnupfen	
Altern (Probleme mit dem …)	Lebe hier und jetzt! Nimm das, was das Leben dir gerade bietet, voller Freude und Dankbarkeit an.
Alzheimer Krankheit	Das Leben so zu akzeptieren, wie es sich dir jetzt zeigt, bringt alles Stagnierende wieder in Fluss. Akzeptiere!
Amenorrhoe, s. Frauenleiden, Menstruationsbeschwerden	
Amnesie	Alles ist in Ordnung. Eine Vergangenheit existiert nur in deinem Denken. Verzeihe dem Leben und dir selbst.
Amyothrophe Lateralskerose, s. Nervenleiden	
Analfissur, Afterprobleme	Wo verurteilst du dich selbst und fühlst dich schmutzig und unrein? Wo hältst du dich zurück? Weshalb bist du so wütend auf dich selbst?
Analfistel	Widerstand ist etwas, das dich hart macht. Warum entzündest du Schmerzen in dir? Lass los und nimm alles an, wie es ist.
Anfälle	Das Universum ist dein Zuhause, es trägt und beschützt dich. Fühle dich verstanden.
Angina pectoris	Entdecke das Weiche und Sanfte in dir. Verzeihen und Vergebung sind an der Reihe, lass Altes los, lebe nicht in der Vergangenheit.
Angst	Schaue hinter die Angst. Dort warten Liebe und Vertrauen darauf, von dir entdeckt zu werden.
Ankylosierende Spondylitis, s. Morbus Bechterew	
Anorexie, s. Magersucht	
Anpassungsstörung	Du lebst nicht allein! Die Welt ist eine Gemeinschaft und nur durch sie kannst du existieren. Sei ganz du selbst.

Der wunde Punkt – Insuffizienz	Festgefahrene Konzepte umwandeln – was ich mir selbst sage
Verleugnung der eigenen Kraft, massive Widerstände, Abwehrhaltung, angestaute Wut, steuert dagegen	Ich liebe es zu leben, und genieße voller Hingabe jeden einzelnen Augenblick.
Überholte Denkmuster, fehlende Hingabe, mangelndes Wissen um die Unvergänglichkeit	Jeder Moment in jedem Lebensalter ist wunderbar, einzigartig speziell und daher vollkommen.
Wut auf die Welt, Verweigerung, Inakzeptanz	Das Leben liebt mich ohne Unterlass, also lasse ich es immer durch mich fließen.
Aus dem Leben ausbrechen, einfach vergessen wollen	Ich bin mit meiner Vergangenheit im Einklang. Alles war und ist so, wie es sein muss.
Sich als Müllabladestelle sehen, Belastungen nicht ausscheiden wollen	Liebevoll löse ich mich von all dem, was mir nicht mehr dienlich ist, und vertraue dem Leben vollkommen.
Unbewältigte Vergangenheit, festhalten wollen, Unnachgiebigkeit	Das Leben meint es gut mit mir. Ich nehme das Leben liebevoll und voller Freude an.
Davonlaufen wollen, Unverständnis, Uneinsichtigkeit	Ich fühle mich in Sicherheit, geborgen und aufgehoben.
Betrübte Kindheit, Verlust der jungen Jahre und Trauer darüber, sie nicht wirklich gelebt zu haben	Meine Kindheit war hart, aber jetzt lebe ich in einer Welt, die ich selbst gestalten kann. Danke für das, was mich stärkt.
Kein Vertrauen in den Lebensfluss, starke Kopflastigkeit, trägt alte Belastungen mit sich	In Wahrheit bin ich Liebe und Vertrauen. Daher öffne ich mich nun der Weite und Grenzenlosigkeit.
Eigenwilligkeit, Angst vor Nähe und Gemeinschaft	Ich öffne mich für neue Begegnungen und Erfahrungen und füge mich in den Fluss des Lebens ein.

	Botschaft – was dir das Leben sagen will
Apathie	Weshalb sträubst du dich dagegen, das Leben durch dich fließen zu lassen? Das Leben meint es gut mit dir.
Apoplex, s. Schlaganfall	
Appendizitis, s. Blinddarmentzündung und Entzündung	
Appetit (zu viel … zu wenig)	Schau genau hin, das Leben schenkt dir vollstes Vertrauen. Deine Gefühle bringen dich zu dir selbst, atme in sie hinein.
Arm (Probleme mit dem …)	Umarme alle Erfahrungen des Lebens liebevoll. Sie sind gut so, wie sie sind, sonst wären sie nicht so.
Arterien	Der Lebensfluss strömt durch die Arterien des Körpers. Freude ist dir gewiss. Wo lehnst du sie ab? Wo bist du zu hart zu dir?
Arteriosklerose	Krampfhafte und engstirnige Verweigerung gegen das Gute im Leben, erzeugt Spannungen. Nützt es dir etwas, so zu leben?
Arthritis deformans	Du stellst andere über dich selbst und gibst deine Macht ab. Lass dich nicht länger ausnutzen, erkenne deine innere Kraft.
Arthritis und Arthrose	Liebe dich selbst, dann liebt dich das Leben. Der andere ist dein Spiegel. Schau genau hin und entdecke deine Gefühle selbst.
Asthma	Wo gibst du deine Macht ab? Wo fühlst du dich unterdrückt? Lass das innerlich versteckte Weinen zu.
Asthma des Kleinkindes	Liebe Mama: Dein Kind will nicht hier sein. Es lehnt etwas ab? Wo lehnst du etwas ab? Wo bist du nicht im Fluss?
Atemprobleme	Das Leben ist Überfluss. Wann gedenkst du es anzunehmen? Atmung ist göttlich. Warum verwehrst du dich gegen sie? Du bist vollkommen!
Atemprobleme, s. Erstickungsanfälle, Hyperventilation	

Der wunde Punkt – Insuffizienz	Festgefahrene Konzepte umwandeln – was ich mir selbst sage
Widerstände gegen das Leben, Ablehnung der Gefühle	Jetzt öffne ich mich in Eigenverantwortung für ein gefühlvolles Leben.
Schutz suchend und angstvoll, glaubt, zu kurz zu kommen, »Lebenshunger«	Liebevoll fließt der Lebensrhythmus durch mich. Dankbar nehme ich ihn an und lasse mich von ihm durchdringen.
Die Lebenserfahrungen, so wie sie sind, annehmen	Voll inniger Dankbarkeit umarme ich das Leben, so wie es sich mir jetzt zeigt.
Transportmittel der Lebensfreude	Mit jedem Pulsschlag meines Herzens verströme ich unbändige Freude und Kraft.
Sturheit, Spannungsverhalten voller Widerstand	Jetzt sehe ich mein Leben voller Freude und Dankbarkeit an. Ich ent-spanne mich und genieße den Augenblick.
Autoritätsangst, nutzt sich selbst aus	Das Leben liebt mich mit meiner individuellen Großartigkeit. Ich akzeptiere mich selbst so, wie ich bin.
Sich nicht willkommen fühlen, Wut auf die Welt	Die Liebe, die ich mir selbst entgegenbringe, beeinflusst jetzt meinen Lebensalltag auf wunderbare Weise.
Ohnmacht, das Gefühl erdrückt zu werden, unfähig durchzuatmen	Jeder Augenblick im Jetzt ist neu, daher nehme ich mein Leben jetzt eigenverantwortlich selbst in die Hand.
Lebensverweigerung	Liebevoll umhegt und behütet begleite ich mein Kind ins Leben. Ich vertraue und bin stark, so wie mein Kind, das jetzt Ja zum Leben sagt.
Kann das Leben nicht annehmen, den Raum nicht für sich beanspruchen	Ich atme die Liebe ein, die durch mich fließt. Dankbar nehme ich diese Fülle an! Ich bin diese Fülle!

	Botschaft – was dir das Leben sagen will
Atemwegserkrankungen	Atmung ist Leben. Atme in vollen Zügen und nimm das Leben in dich auf. Falsche Zurückhaltung macht krank. Sei du selbst!
Aufmerksamkeitsdefizitstörung, ADHS	Akzeptiere dein »Sosein«. Du musst nicht kämpfen, das Leben gibt dir alles, was du brauchst. Wovor hast du Angst?
Aufstoßen	Das Leben zeigt sich in vielen Facetten. Deine Bewertungen richten sich immer nur gegen dich selbst. Warum schadest du dir?
Augen, schielend	Sieh den Tatsachen in die Augen. Stelle dich den Situationen und gehe mutig voran. Es kann dir nichts passieren. Es ist für dich gesorgt.
Augen, trockene	Bist du nicht bereit, das Leben zu akzeptieren, so nährst du die Ablehnung dir selbst gegenüber. Dies vergiftet dich und macht das Leben mühsam. Erkenne!
Augenprobleme	Warum siehst du so begrenzt? Schau hin – alles entspringt der Unbegrenztheit. Nur wer mit dem Herzen sieht, wird zufrieden sein.
AV-Block, s. Herzrhythmusstörung	
Bänderriss	Halte inne und lebe aus der Ruhe heraus. Deine Hektik schadet deinem Wohlbefinden. Entkrampfe dich und sei liebevoll zu dir selbst!
Bandscheibenvorfall	Alle Vorfälle im Leben haben einen Sinn. Versuche nicht, alles nach deinem Ermessen zu verändern. Du weißt nicht, was gut für dich ist.
Bandwurm	Lebe dein Leben. Nimm es selbst in die Hand. Alles ist möglich. Du brauchst dich nicht zu ängstigen. Das Leben liebt dich!
Basedowsche Krankheit, s. Schilddrüsenüberfunktion	
Bauchfellentzündung	Das Leben trägt dich durch Unannehmlichkeiten hindurch. Erwarte nichts mehr, dann bleiben dir Enttäuschungen erspart.

Der wunde Punkt – Insuffizienz	Festgefahrene Konzepte umwandeln – was ich mir selbst sage
Angst vor dem Leben, Zaghaftigkeit und falsche Zurückhaltung	Ich atme in das Leben hinein und bin mir bewusst, dass das, was durch mich fließt, heilsam und liebevoll ist.
Starker Wille, starkes Ich, Angst vor Verlusten	Ich sehe meine Angst an und lasse sie zu. Sie darf da sein. Meine Unruhe wird jetzt weichen und Ruhe darf einkehren. Ich nehme sie dankbar an.
Kann mit Belastungen nicht umgehen, Unverständnis, Intoleranz	Ich bin mit allem einverstanden, weil alles der universellen Kraft entspringt. Meine Gegenwehr lasse ich jetzt los. Alles ist gut!
Widersprüchlichkeit, kann sich nicht den Tatsachen stellen, Verweigerung der Sicht	Ich sehe die Dinge klar. Es gibt nichts Falsches daran. Das, was ich sehe, ist absolut okay. Es darf sein, wie es ist.
Verweigerung gegenüber Tatsachen, reagiert aufbrausend, neigt zu Gemeinheiten	Alte Gewohnheiten dürfen jetzt weichen. Ich bin bereit, mich für Neues zu öffnen, und übernehme Verantwortung für mein Tun.
Sieht die Dinge anders, will oder kann etwas noch nicht sehen	Ich sehe die Welt mit den Augen der Klarheit und dringe in tiefere Schichten vor. Mein begrenztes Denken löst sich jetzt auf.
Will nicht stillhalten, will Verbindungen krampfhaft aufrecht erhalten, mutet sich zu viel zu	So wie ich bin, bin ich okay. Ich ruhe in mir und entkrampfe mich. Danke, dass ich mich jetzt annehmen kann.
Fehlende Stabilität und mangelnder Halt im Leben, Verlustängste in Bezug auf Finanzen, Partnerschaft et cetera	Endlich lasse ich meine Vorstellungen los. Das Leben geht seinen eigenen Weg und ich bin bereit, ihn allumfassend zu bejahen!
Nimmt die Opferrolle ein, Hilflosigkeit, fehlendes Selbstwertgefühl	Ich bin bereit, die Angst anzunehmen. Ich sehe sie als Freund. Sie darf hier sein. Mit diesem Bündnis lösen sich Widerstände. Ich bin frei.
Eine Lebenssituation läuft schief, steuert dagegen, Ablehnung, ist enttäuscht und wütend	Ja, ich bin jetzt bereit, das Leben so zu nehmen, wie es ist. Erwartungshaltungen lasse ich los und freue mich auf das, was kommt.

	Botschaft – was dir das Leben sagen will
Bauchkrämpfe	Du lebst in der Vergangenheit und in der Zukunft. Kehre ins Jetzt zurück und erfülle den Augenblick!
Bauchschmerzen	Du bist wertvoll! Warum siehst du das nicht?
Bauchspeicheldrüse (Probleme mit der …)	Freude ist dein Geburtsrecht. Genieße den Augenblick, denn wenn Du das nicht tust, wird er wertlos sein. Sei wertvoll!
Bauchspeicheldrüsenentzündung (Pankreatitis)	Alles staut sich. Ich zwinge dich dazu innezuhalten und dein Sosein zu überdenken. Du stehst dir selbst im Weg.
Bauchspeicheldrüsenkrebs (Pankreaskarzinom)	Leb dein Leben selbst! Wie lange willst du noch in diesen Abhängigkeiten verweilen?
Bein (offenes …, Ulcus cruris)	Liebe ist das Schlüsselwort. Auch wenn du dich angegriffen fühlst, schlag nicht zurück. Ändere deine Sicht und öffne dich der Liebe, damit sich die Beine schließen können. Vertraue, dass die Liebe in dir wohnt.
Beinprobleme	Hinfallen ist nur dann schlimm, wenn man nicht mehr aufstehen will. Schreite in deinem Leben voran und gehe den geistigen Weg!
Besenreiser	Du bist unbeweglich und starr. Löse dich aus diesen unnatürlichen Verhaltensformen und unterdrücke dich nicht.
Bettnässen	Deine Eltern fordern dich schon früh. Das hat den Grund, dass es später einmal deine Aufgabe ist, dich loszulösen und allen zu verzeihen.
Bindehautentzündung	Du verschließt die Augen vor ungelösten Konflikten. Löse Konflikte immer mit dem Herzen, dann werden sie sich verabschieden.

Der wunde Punkt – Insuffizienz	Festgefahrene Konzepte umwandeln – was ich mir selbst sage
Unterdrückt den Fluss, schlägt sich mit Problemen herum, das Leben wird zum »Krampf«	Erfüllung darf jetzt geschehen. Ich lebe aus dem Moment heraus und lasse das, was war, los. Es ist nicht mehr gegenwärtig – wie schön!
Ängstlichkeit, Angst, nicht zu genügen, will das Leben bestimmen und manipulieren	Ich lasse die Angst los. Liebe kehrt in mein Leben ein und erneuert mein Denken, Handeln und Fühlen. Ich bin bereit und lasse es zu.
Wenn die Süße im Leben, der Lebensinhalt, der Genuss und die Freude fehlen	Ich bin wertvoll. Ich bin ein wunderbarer Mensch. Ich bin voller Kraft und voller Liebe.
Wenn es höchste Zeit ist, mit dem Leben zu fließen, und wenn es gilt, Widerstände abzulegen	Ich nehme meine Lebenssituation und mich selbst an. Ich bin bereit, alle Widerstände loszulassen, und öffne mich für die Süße des Lebens.
Wenn einen die Bitterkeit auffrisst, Opferrolle, Verhärtung, Stillstand	Der Augenblick ist reif, um mich jetzt aus meinen Abhängigkeiten zu lösen. Ich lebe mein Leben ab sofort in Eigenverantwortung und frei.
Lebt Aggressionen aus, ist bereit zum Kampf, kämpft auch, teilt aus, tyrannisiert andere oder fühlt sich von anderen angegriffen und ist deshalb zu »allem« bereit	Ich öffne mich der Liebe und segne mein Umfeld. Aggressionen, Hass, Angst, Wut und Zorn lasse ich abfließen. Sie gehörten nie zu mir. Sie waren nur anwesend und nun verabschiede ich sie in Liebe und Dankbarkeit.
Will sich vom Leben nicht tragen lassen, glaubt, alles selbst regeln und in die Hand nehmen zu müssen	Mein geistiges Potenzial kommt zum Ausdruck, weil ich erkannt habe, dass es das einzig Wichtige ist. Danke, dass ich jetzt nach innen schauen darf.
Zu viel Druck, Unnachgiebigkeit	Alles geschieht in Leichtigkeit. Ich bin bereit, neue Wege zu gehen und bin offen für Veränderungen.
Fordert Liebe ein, Angst und »Druck« vor/von den Eltern, »Mama-Kind«, wenn die Mutter das Kind erdrückt	Ich bin gut aufgehoben. Meine Eltern meinen es nur gut mit mir. Ich liebe sie so, wie sie sind und erlaube auch mir so zu sein, wie ich bin.
Verweigerung, der Realität und bestimmten Tatsachen ins Gesicht zu sehen, Ablehnung gegen akute Lebenssituation	Ab heute treffe ich alle Entscheidungen mit dem Herzen. Konflikte sind Aufgaben, die gelöst werden wollen. Ich bin bereit, mich ihnen zu stellen.

	Botschaft – was dir das Leben sagen will
Bisse, Käferbisse, Tierbisse	Das Leben meint es gut mit dir! Es ist nicht dein Feind. Der größte Feind bist du dir selbst.
Blähungen	Was auch immer Dir im Weg steht oder Dir unbehaglich ist, schau es an und dann lass es sein. Verliere dich nicht in scheinbaren Dramen.
Blasenentzündung (Zystitis)	Warum bist du stocksauer? Warum hältst du an deinen Vorstellungen fest? Du kannst die Angst jetzt hinter dir lassen.
Blasenkrebs (Harnblasenkarzinom)	Alte Ängste solltest du hinter dir lassen, weil sie deine Krankheit nähren. Verzeihe dir selbst!
Blasenschwäche	Du bist kein Versager und deine Angst ist komplett unbegründet! Erkenne das und setze dich mit dir selbst auseinander.
Blasensteine	Deine Ängste haben sich verhärtet und zeigen dir, dass es an der Zeit ist, an deiner Furchtlosigkeit zu arbeiten.
Blinddarmentzündung (Appendizitis)	Versuche nicht, das Außen zu verändern, sondern verändere deine innere Einstellung und lasse deine veraltete Sicht los.
Blutarmut (Anämie)	Lebe das Leben und gönne dir Freude und Lebenslust. Warum bist du so hart zu dir? Geh liebevoller mit dir um.
Bluterguss	Worauf wartest du? Dass sich deine Probleme von selbst verabschieden?
Bluterkrankung (Hämophilie)	Du bist aufgefordert, dem Leben mit Klarheit zu begegnen und es frei von falschen Vorstellungen zu betrachten.
Blutfettwerte (erhöhte …)	Lass deine Begrenzungen los. Deine Verbitterung ist ungesund und niemand hat Schuld, auch du nicht!

Der wunde Punkt – Insuffizienz	Festgefahrene Konzepte umwandeln – was ich mir selbst sage
Wenn alles verletzend ist, sich persönlich angegriffen fühlen	Ich bin bereit, mein Leben zu ändern und finde zu meinem natürlichen Lebensrhythmus zurück.
Trägt viel Unverdautes mit sich herum, über lange Zeit angestaute Probleme und Unstimmigkeiten	Jeden Abend danke ich für den Tag. Ich bin dankbar für all die Aufgaben, die ich lösen kann. Gott hilft mir dabei.
Zwischenmenschliche Themen, Angst, Scham, Probleme mit der Sexualität	Ich stehe über den Dingen und ändere meine geistige Einstellung: Ich bejahe und befürworte alle zwischenmenschlichen Beziehungen.
Problematische Lebensthemen, vehemente Ängste, will immer der/die Gute, Brave und Anständige sein	Ich erkenne meine Lebensaufgabe und denke nicht in Problemen, sondern in Lösungen.
Ängste, muss sich immer zurückhalten, vieles bleibt unausgesprochen, Unsicherheit	Mein Kopf ist frei. Ich bin gesund und voller Elan. Ich freue mich über das Leben.
Ängste über eine lange Zeit, nicht loslassen können, innere »Verklumpung«, Härte	Ich lasse alles los, was sich hart und steif anfühlt. Ich bin weich, liebevoll und geduldig.
Angst, Lebenssituation ist verdreht, blockiert, bedrohlich, nichts läuft rund	Ich lege meine Widerstände ab und schwimme ab sofort mit dem Strom des Lebens. Ich weiß, dass das Leben es gut mit mir meint.
Unterbrochener Lebenfluss, mangelnde Lebensfreude	Ich bin voller Freude und Zuversicht. Ich bin bereit, Leichtigkeit zu leben. Ich lade die Unbeschwertheit jetzt in mein Leben ein.
Unachtsamkeit, Hinweis auf Blockaden und darauf, sie zu lösen	Ich habe die Kraft, jetzt zu tun, was für mich richtig ist. Ich handle stimmig und entschlossen.
Gestörter Lebensfluss, denkt in Problemen	Danke, dass mein Kopf still wird und ich meinem Herzen lauschen kann.
Frisst gern alles in sich hinein, es fehlt die Süße im Leben, trägt Ballast mit sich herum	Es fehlt mir an nichts. Mangelbewusstsein ist nur ein Wort. Ich liebe die Fülle und nehme sie dankend an.

	Botschaft – was dir das Leben sagen will
Blutgerinnsel	Überanstrenge dich nicht so und gib deine Widerstände auf. Leg ab, was nicht zu dir gehört.
Bluthochdruck (Hypertonie)	Das Leben ist sanft. Es meint es gut mit dir. Erlaube dir, zornig und wütend zu sein. Es ist an der Zeit, Schuldgefühle abzulegen.
Blutkrebs (Leukämie)	Es ist an der Zeit, die Probleme zu lösen! Stelle dich der Situation, schau sie an und dann gib sie ab. Halte nichts fest, lass es fließen!
Blutniederdruck (Hypotonie)	Du darfst das Schauspiel des »Verhärteten« jetzt hinter dir lassen. Es ist Zeit, dich für deine liebenswerte Seite zu öffnen. Nimm dich an!
Blutschwamm (Infantiles Hämangiom)	Handlungsbedarf ist angesagt! Lebe dein Potenzial. Verwirkliche dich! Lebe deine Visionen und trau dich! Sie sind gut.
Blutungsstörungen	Es gibt keinen Grund, wütend zu sein. Da ist niemand schuld, auch du nicht!
Blutvergiftung (Sepsis)	Wenn das Leben eskaliert, gibt es einen Stillstand. Diesen schenke ich dir, dass du dich aus ihm heraus neu orientieren kannst!
Borderline (sich Verletzungen zufügen)	Wenn du dich von deiner Familie nicht angenommen fühlst, dann wisse, für Gott bist du sehr wertvoll. Er liebt dich. Die Liebe ist in dir!
Borreliose	Lege deine Eigenwilligkeit ab und begegne dem Leben vorbehaltlos.
Bronchitis	Das Leben ist Überfluss. Wann gedenkst du, es anzunehmen? Atmung ist göttlich, warum wehrst du sie ab? Du bist vollkommen!
Brüche	Jetzt ist es an der Zeit, eine Kehrtwende vorzunehmen. Ändere deine Einstellung und Veränderungen werden ganz leicht geschehen.

Der wunde Punkt – Insuffizienz	Festgefahrene Konzepte umwandeln – was ich mir selbst sage
Mangelnde Lebensfreude, fließt nicht mit, stemmt sich gegen das Leben	Ich bin wertvoll. Ich lebe mein Leben und gebe die Verantwortung nicht mehr ab. Ich bin voller Freude und Zuversicht.
Aufgestaute Probleme und emotionale Erhitzung, unterdrückt sich selbst, Wut, Zorn	Gelassenheit kehrt ein. Mein Leben wird ruhig. Alle Aufregungen dürfen abfließen. Ich bin in Harmonie mit mir selbst.
Ungelöste Konfliktherde, der Lebensfluss ist blockiert, wenn die Lebensfreude fehlt	Ich bin bereit, meine Sichtweise zu ändern und die Welt mit anderen Augen zu sehen. Härte darf weichen. Ich bin voller Freude und guter Dinge.
Stress, Zorn, unlösbare Probleme, will sich durchsetzen, fühlt sich ungeliebt	Meine Handlungen sind klar und richtig. Ich bin im Einklang mit mir selbst.
Ideen werden nicht umgesetzt, es mangelt an Freude	Ich spüre, wie meine Visionen nach außen drängen und wie sie sich manifestieren. Ich habe Freude daran, sie und mich selbst zu verwirklichen.
Aufgestaute Wut kann nicht abfließen, gehemmtes Verhalten, Zaghaftigkeit	Ich danke dem Leben für die Liebe, die mich durchströmt, und lasse sie in alle Zellen fließen.
Eskalierende Lebenssituation, bringt sein Leben nicht auf die Reihe, Verbitterung	Ich bin Befreiung. Ich bin Licht.
Selbstzerstörung, schreit nach Liebe und Anerkennung, fühlt sich minderwertig	Ich befreie mich von der Selbstzerstörung. Liebe ist in mir. Ich bin bereit, sie jetzt zu empfangen und alles Lieblose in mir zu tilgen.
Will sich durchsetzen, glaubt, alles über den Willen regeln zu können, Uneinsichtigkeit	Ich übergebe dem Leben die Führung. Mein Herz lege ich in seine Hände und vertraue darauf, dass alles zu meinem Besten ist! Ja! Ich glaube an mich!
Kann das Leben nicht annehmen, den Raum nicht für sich beanspruchen	Ich atme die Liebe ein, die durch mich fließt. Dankbar nehme ich diese Fülle an! Ich bin diese Fülle!
Belastungen, Spannungen im Alltag, Angst vor Veränderungen	Mein Leben darf sich in jede Richtung entwickeln. Ich bejahe das, was kommt, und bin sicher, dass es für mich das Beste ist.

		Botschaft – was dir das Leben sagen will
	Brustbereich (Probleme im …)	Altlasten sind nicht dazu da, um herumgeschleppt zu werden, sondern dass man sich ihrer entledigt.
	Brustkrebs (Mamma-karzinom)	Ein Leben in Selbstverantwortung, das wünsche ich dir. Es ist jeden Moment möglich, dich wieder an deine wahre Identität zu erinnern.
	Brustprobleme (weibl. Organ)	Spiritualität ist nichts Schlimmes. Es ist die Nahrung für den Geist. Nur ein gut genährter Geist ist in der Lage, den Körper gesunden zu lassen.
	Bulimie	Warte nicht darauf, dass dich jemand liebt. Liebe dich selbst! Alles hat seine Ordnung, nimm alles liebevoll an – es will dir nur helfen!
	Burnout-Syndrom	Das Leben geschieht einfach und die Welt dreht sich weiter, auch wenn du einen Gang zurückschaltest. Zieh die Notbremse. Sei frei!
C	Candida, s. Pilzinfektionen	
	Cholesterin (erhöhtes …)	Wenn der Lebensinhalt fehlt, ist es gut, die Aufmerksamkeit nach innen zu richten. Leichtigkeit möchte in dein Leben einziehen.
	Chronische Krankheiten	Zukunft existiert nur in deinen Gedanken, wovor also hast du Angst? Bewege dich und tue das, was deine Intuition dir schon lange rät.
	Colitis ulcerosa, s. Darmschleimhautentzündung	
D	Darmerkrankungen	Alles Unverdaute, aller Ballast möchte sich verabschieden. Lass ihn los und trag ihn nicht mehr mit dir herum.
	Darmkrebs	Opferrolle und damit einhergehende Verhärtungen müssen durchschaut werden. Löse diese Knoten. Das kann nur gelingen, wenn du endlich nach innen siehst.
	Darmprobleme	Erdrückende Lasten bedürfen eines tieferen Verständnisses. Stelle dich dem, damit du allen Ballast loslassen kannst.

Der wunde Punkt – Insuffizienz	Festgefahrene Konzepte umwandeln – was ich mir selbst sage
Angst, versteckte Traurigkeit, aufgestaute Aggressionen	Danke für all die Beklemmungen, die mir die Chance geben, mich daraus zu befreien. Ich lasse den Druck hinter mir und atme frei.
Fühlt sich tief verletzt, alte Wunden, die nie ausgeheilt sind, lebenslange Opferrolle, Selbstaufgabe	Ich verzeihe mir selbst und überlasse mich dem universellen Strom. Voller Kraft und Zuversicht nehme ich die Aufgabe an, endlich ich selbst zu sein.
Es fehlt die spirituelle Nahrung, alles ist wichtiger als das wahre Selbst, Rastlosigkeit	Die universelle Kraft ergießt sich über mich und mein Leben. Ich bin voller Freude, dass sie für mich sorgt. Ich sorge mich nicht. Ich bin frei.
Sehnt sich nach Liebe. Selbstablehnung und Hass gegen sich selbst, Hilflosigkeit, hat kein Ziel	Ich danke dem Leben, dass es mich liebt. Ich werde geliebt und liebe mich. Ich bin wertvoll.
Stress, will allen etwas beweisen, fühlt sich minderwertig, kompensiert dies mit Leistung und Druck	Dankbar nehme ich diese Stille an. Ich atme tief aus und lasse somit alle Belastungen los. Ich gönne mir Ruhe und Pausen. Ich darf rasten.
Lebensfreude und Leichtigkeit sind blockiert, alles geht zäh, steht sich selbst im Weg	Freude zieht in mein Leben ein und bereichert es. Ich brauche nur mich selbst, um glücklich zu sein.
Unbeweglichkeit, will nichts ändern, ist nicht bereit, mit dem Leben im Einklang zu sein, störrisch, stur	Immer wiederkehrende Probleme wandeln sich in Lösungen um. Ich bin befreit und erkenne ihren Wert. Danke, dass ich sie haben durfte.
Wenn etwas nicht verarbeitet wird, das auf einem lastet, alter Schmerz	Ich lasse alles los, was nicht zu mir gehört. Ich bin für alles offen und halte nichts mehr fest. Alles darf frei fließen.
Alte Verletzungen und nicht ausgeheilte Wunden brechen wieder auf, Selbstaufgabe	Ich lebe mich selbst. Ich ignoriere mich nicht mehr und schenke mir meine ganze Aufmerksamkeit.
Schwelgt in der Vergangenheit, kann nicht loslassen, lebt in altem Gedankenmüll	Ich bin wertvoll. Alles, was mich umgibt, ist wertvoll. Ich lasse das los, was mir nicht guttut, und freue mich auf das, was mir gegeben wird.

	Botschaft – was dir das Leben sagen will
Darmschleimhautentzündung (Colitis ulcerosa)	Erhitzte Gemüter sollten abgekühlt werden. Unstimmigkeiten entstehen durch dein Verhalten. Sie haben keine eigenständige Existenz.
Darmverschluss (Ileus)	Das Fass ist voll! Jetzt musst du handeln. Öffne dich dem Lebensfluss. Es kann dir nichts passieren.
Demenz	Die Vergangenheit ist keine Bedrohung. Erkenne! Verzeihe dir selbst dafür, dass du jahrelang nicht verzeihen konntest. Söhne dich mit deinen Erfahrungen aus.
Depression	Besinne dich auf das Wesentliche. Wer sich im Weltlichen verliert, wird mit Depressionen konfrontiert, die so unangenehm sind, dass es notwendig wird, einen Ausweg zu finden.
Diabetes mellitus	Kummer ist etwas Unnatürliches. Er entsteht im Denken. Gib dem Denken süße Nahrung und lass die Vergangenheit los.
Dickdarmentzündung (Kolitis)	Probleme sind Aufgaben, die gelöst werden wollen. Probleme müssen an den Wurzeln erkannt werden, denn das, was sie zu sein scheinen, sind sie nicht.
Drüsen allgemein	Du bist kein Stausee, sondern ein Fluss ewigen Lebens. Fließe mit dem Leben und alles wird gut.
Durchfall	Ängste beruhen auf alten Erfahrungen und Programmen. Es ist an der Zeit, diese zu durchschauen und loszulassen. Wovor fürchtest du dich?
Dysmenorrhoe, s. Menstruationsbeschwerden	
Ebola-Fieber	Es ist an der Zeit, Vorstellungen und Hirngespinste abzulegen. Halte dich nicht im Scheinbaren auf, sondern versuche, die Realität zu ergründen.
Eierstöcke (Probleme mit den …n)	Es ist dein Geburtsrecht, zärtliche und liebevolle Gesten zu empfangen. All das steht dir zu! Öffne dich für Wärme und Geborgenheit.

Der wunde Punkt – Insuffizienz	Festgefahrene Konzepte umwandeln – was ich mir selbst sage
Langwierige Probleme, die sich aufstauen, emotionale Eskalation, unausweichliche Situation	Ich atme tief aus. Ich entlasse dabei den alten Schmerz und alle Belastungen aus meinem Bewusstsein. Ich fühle mich frei und geborgen.
Weigert sich, Änderungen zuzulassen und Ballast loszulassen, Sturheit, wehrt sich gegen etwas	Ich öffne mich für den Lebensfluss. Alles ist in Ordnung. Das, was mich ängstigt, sehe ich mir genauer an und entlasse es aus meinem Bewusstsein.
Will vergessen, ist nicht bereit, die Welt so anzunehmen, wie sie ist, Rückzug in eine eigene Welt	Die Welt ist wunderbar. Es gibt nichts außer meiner Sichtweise, was verändert werden muss. Und die lasse ich jetzt ganz weit werden.
Anbindung zur Seele fehlt, lebt nur im Außen, flüchtet sich in die Illusion, Realitätsverlust	Ich erlaube mir innezuhalten. Ich schaue nach innen, anstatt mich im Außen zu verlieren. Meine Aufmerksamkeit ruht in mir. Ich schweife nicht mehr ab.
»Was wäre wenn«, lebt in einer Traumwelt, sucht nach dem Lebensinhalt, das Süße fehlt	Ich warte nicht mehr darauf, dass das Leben mir Inhalt gibt, sondern ich gebe dem Leben einen Inhalt. Ich erfülle das Jetzt und bin offen für Veränderung.
Wenn sich Probleme einlagern, ungelöste Konflikte, nicht loslassen können	Ich sehe meine Lebenssituation aus einer tieferen Perspektive und lasse all das los, was mich belastet und schwächt.
Wartet, dass andere handeln, kommt nicht in Bewegung, Lebenskraft staut sich, frisst alles in sich hinein	Ich komme in meine Kraft und stelle mich allen Aufgaben mit Geduld und Freude. Alles ist wertvoll. Ich tue alles mit Liebe und Zuversicht.
Nichts läuft rund, Verlustängste, fühlt sich abgelehnt, will alles festhalten	Ich lasse die Vergangenheit hinter mir. Auch meine Gedanken lasse ich los. Ich ruhe im Hier und Jetzt und schweife nicht mehr ab. Alles ist gut.
Innerer Stress aufgrund von Urängsten, fehlende Sicherheit, macht sich Sorgen um die Weltsituation, fehlendes inneres Wissen	Ich gehe dem Leben offen entgegen. Ich freue mich auf jeden Tag. Die Welt ist absolut in Ordnung. Sie ist so, wie ich sie sehe, also ändere ich jetzt meine Sicht.
Unterdrückung der eigenen Natürlichkeit, mangelndes Vertrauen	Ich nehme meinen Sanftmut und meine Weiblichkeit an. Ich darf lieben und geliebt werden.

	Botschaft – was dir das Leben sagen will
Ekzeme	Öffne dich der Liebe und entdecke das, was hinter all den Dingen wohnt, die du ablehnst oder verurteilst. Erforsche dein Selbst.
Ellenbogen (Probleme mit den …)	Das Leben hat seine eigene Dynamik. Versuche nicht, es zu steuern, sondern lass dich führen und überraschen. Viel Schönes wartet auf dich!
Embolie, s. Blutgerinsel	
Emphysem, s. Lungenprobleme	
Entwicklungsstörungen	Auch verantwortungsvolle Menschen, die ihr Leben im Griff haben, dürfen »Kind bleiben«. Ein Kind zu bleiben ist okay, aber sei nicht kindisch.
Entzündungen	Widerstand ist etwas, das dich hart macht. Warum entzündest du Schmerzen in dir? Lass los und nimm alles an, wie es ist.
Epilepsie	Hab Vertrauen in dein Umfeld. Gib dich deiner Insuffizienz hin und strebe nach Einheit und Liebe.
Epstein-Barr-Virus, s. Pfeiffersches Drüsenfieber	
Erbrechen	Probleme sind etwas Individuelles. Sie wohnen in Gedanken. Ändere dein Denken und du wirst sehen, wie wunderbar sich dein Leben entwickeln wird.
Erhöhte Cholesterinwerte	Das Geheimnis für ein gesundes Leben ist unter anderem Ausgewogenheit, Gleichmut, Geduld und Bescheidenheit. Lebe es!
Erkältung	Entspanne dich! Das Leben ist da, um es zu genießen. Du brauchst es nicht zu bekämpfen. Es ist dein Freund.
Ermüdung	Zieh dich nicht vom Leben zurück! Entdecke es neu! Erwecke die Sehnsucht in dir, dich überraschen zu lassen. Das Leben hält viele Präsente für dich bereit!

Der wunde Punkt – Insuffizienz	Festgefahrene Konzepte umwandeln – was ich mir selbst sage
Möchte am liebsten aus der Haut fahren, lehnt sich gegen etwas auf, Schrei nach Liebe	Mein ganzer Körper wird von heilsamem Licht durchflutet. Hinter den Bedrohungen wohnt die Liebe und ich richte mein Augenmerk nur auf das Dahinter.
Will sich um jeden Preis durchsetzen, starker Wille	Ich lege meine Waffen nieder und beende den Kampf. Ich vertraue dem Leben. Ich lenke es nicht, sondern ich lasse mich lenken.
Weigert sich, erwachsen zu werden, will im Mittelpunkt stehen, will bemuttert werden et cetera, will Verantwortung abgeben	Ich bin ein Kind und werde es immer sein. Das ist schön. Den erwachsenen Körper nehme ich liebevoll an. Es ist gut, erwachsen zu sein.
Unbewältigte Vergangenheit, festhalten wollen, Unnachgiebigkeit	Das Leben meint es gut mit mir. Ich nehme das Leben voller Freude und in Liebe an.
Elternkonflikt, ist überfordert, fehlende Lebenskraft und mangelndes Vertrauen	Ich bin voller Mut und Vertrauen. Ich kann nichts verlieren. Es gibt kein Stoppen, deshalb kann ich mich leicht fallen lassen.
Will loswerden, was ständig hinuntergeschluckt wird, frisst Probleme in sich hinein, vieles wird ignoriert	Ich denke gut. Ich bin gut. Problemen schenke ich keine Aufmerksamkeit. Ich erkenne, dass es Aufgaben sind, die ich liebevoll annehmen kann.
Zu sehr nach außen orientiert, unausgewogen, neigt zu Übertreibungen	Ich tue alles langsam und bedacht. Es braucht keine Hast und Eile. Ich bin diszipliniert und zügle meine Gelüste. Die Liebe in mir ist stärker!
Wenn Abwehrkräfte geschwächt sind, weist das auf Widerstand, Kampf und Krampf im Leben hin. Wo krampfe ich?	Liebes Leben, ich liebe dich. Ich umarme dich. Danke, dass du für mich sorgst. Ich genieße dich in vollen Zügen. Jetzt!
Fehlende Lebenskraft, Interesselosigkeit, Gleichgültigkeit, fehlende Kraft, antriebsschwach	Ich sage Ja zum Leben. Voller Tatendrang und Elan gehe ich mein neues Vorhaben an und werde mit viel Kraft und Ausdauer belohnt.

	Botschaft – was dir das Leben sagen will
Erschöpfungssyndrom	Das Leben geschieht einfach und die Welt dreht sich weiter, auch wenn du einen Gang zurückschaltest. Zieh die Notbremse. Sei frei!
Erstickungsanfälle	Begegne dem Leben mit Respekt, aber sieh es nicht als etwas Bedrohliches an. Deine Gedanken über das Leben sind die Bedrohung, nicht das Leben selbst!
Erysipel, s. Wundrose oder Rotlauf	
Essstörung	Warte nicht darauf, dass dich jemand liebt. Liebe dich selbst! Alles hat seine Ordnung, nimm alles liebevoll an. Es will dir nur helfen!
Esssucht	Es ist an der Zeit, die Liebe in dir zu entdecken. Sie wohnt in Genügsamkeit und Zurückhaltung. Liebe ist Fülle und Leere zugleich.
Farbenblindheit	Ersetze das polare Schwarz-Weiß-Denken durch ein neutrales und vielfältiges Sehen; die Welt ist gut, auch wenn du das Schlechte siehst.
Fazialislähmung, s. Gesichtslähmung	
Fehlgeburt	Nimm das Leben an, wie es ist, und verzeihe dir!
Fersensporn (Kalkaneussporn)	Das Leben in vollen Zügen zu genießen ist eine Kunst. Eigne sie dir an und sei locker und leicht.
Fettleber	Es gibt keinen Grund, ungehalten zu sein. Es ist alles im Lot, wenn du es nicht durcheinanderbringst.
Fettsucht	Du selbst bist der Schutz. Wo suchst du ihn? Erkenne deine Identität!
Fibromyalgie/FMS, s. Erschöpfungssyndrom	

Der wunde Punkt – Insuffizienz	Festgefahrene Konzepte umwandeln – was ich mir selbst sage
Stress, will allen etwas beweisen, fühlt sich minderwertig, kompensiert dies mit Leistung und Druck, hat das Leben satt	Dankbar nehme ich diese Stille an. Ich atme tief aus und lasse somit alle Belastungen los. Ich gönne mir Ruhe und Pausen. Ich darf rasten.
Lebensängste, Existenzängste, fehlende Lebenskraft	Mein Atem ist heilig. Ich atme bewusst ein und aus. Es atmet mich und nimmt mir die Angst. Voller Vertrauen lasse ich Atmung geschehen.
Es fehlt die Liebe. Selbstablehnung und Hass gegen sich selbst, Hilflosigkeit, hat kein Ziel	Ich danke dem Leben, dass es mich liebt. Ich werde geliebt und liebe mich. Ich bin wertvoll.
Will mangelnden Selbstwert und fehlende Liebe ausgleichen, kompensiert die Lücke mit Ersatzbefriedigung	Ich übe Zurückhaltung. Ich brauche Liebe als Nahrung, dann bin ich gestärkt. Ich nehme die Liebe vollends in mich auf.
Will etwas nicht sehen, fehlender Realitätssinn	Ich gehe über mein begrenztes Denken und Sehen hinaus und betrete den Raum der Neutralität. Es darf alles so sein, wie es ist. Alles ist in Ordnung.
Hat zu viele Lasten getragen, Angst, dass alles zu viel wird, Ablehnung eines Lebensthemas	Ich verzeihe mir. Alles hat seinen Sinn. Ich segne das Leben für das, was es mir gibt. Ich segne das Leben für das, was es mir nimmt. Danke!
Will nicht so richtig, bremst sich selbst aus, hat eigene Pläne	Ich genieße den Augenblick und sehe die Leichtigkeit in meinem Leben. Ich begrüße all das, was sich mir zeigt.
Kann Belastungen nicht mehr standhalten, Wut, Widerstände, Fehlsicht	Ich lasse los und bin in meiner Mitte. Ich atme tief ein und aus und freue mich über den Moment. Der Augenblick ist leer. Leere heilt.
Überempfindlichkeit, hat Bedürfnis nach Schutz, hat sich Panzer zugelegt, um sich abzuschirmen	Ich bin genügsam und gehe mit Achtsamkeit durchs Leben. Ich fühle mich geborgen und beschützt.

	Botschaft – was dir das Leben sagen will
Fieber	Gib dich jetzt hin! Dieser Läuterungsprozess öffnet dich! Unterdrücke ihn nicht und durchwandere ihn tapfer.
Fieberblasen (Herpes)	Sag das, was du denkst! Befreie die Worte, die in deinem Kopf und in deinem Hals eingesperrt sind. Vergifte dich nicht. Lass es raus!
Flugangst	Nie hat sich das, was du in Wirklichkeit bist, bewegt. Immer ist es dasselbe, ohne Körper und frei. Wovor sich also fürchten?
Flüssigkeitsansammlung (Ödem)	Der Rückstau ist nicht notwendig! Lass das Leben fließen. Gib dich hin und vertraue!
Frauenleiden	Voller Liebe und Wärme ist deine Weiblichkeit eingebettet in den Lebensfluss. Erkenne dies und nimm es dankbar an.
Frustration	Erwartungen ziehen Enttäuschungen an. Wunderbar! Lass dich enttäuschen und tritt ein in die universelle Kraft.
FSME (Frühsommer-Meningoenzephalitis) durch Zeckenbiss	Du hast jetzt die Möglichkeit, dir und anderen zu verzeihen.
Fuchsbandwurm	Das Leben ist nicht das, wofür du es hältst. Finde heraus, was es wirklich ist.
Furunkel	Endlich kommt das heraus, was dich belastet und betrübt. Schau genau hin, bevor du alte Gewohnheiten und Vorstellungen aus deinem Leben auslädst.
Fußpilz	Widme dich der wichtigsten Aufgabe, der Selbsterforschung. Es gibt nichts anderes zu tun. Alles andere geschieht von selbst.
Fußprobleme allgemein	Kümmere dich zuerst um dein Selbst, bevor du dich um dein Leben kümmerst. Alles in deinem Leben wird sich dann ganz wunderbar entwickeln.

Der wunde Punkt – Insuffizienz	Festgefahrene Konzepte umwandeln – was ich mir selbst sage
Will etwas loswerden, Reinigungsprozess, es wird etwas »ausgeschwitzt«	Danke, dass ich in der Hitze eingehüllt bin und das ausbade, was nicht mehr zu mir gehört. Dankend nehme ich die Veränderung an.
Wut; bittere Worte beziehungsweise Gedanken, die nicht ausgesprochen wurden	Ich sage ab sofort das, was ich denke. Ich stehe zu mir und spreche aus, was gesagt werden will. Ich stehe zu mir und zu meinen Gefühlen.
Hat Angst, den Halt oder die Kontrolle zu verlieren, hängt im Sicherheitsdenken fest	Fliegen ist schön. Es kann mir nichts passieren. Ich ruhe im ewigen Selbst. Was auch immer der Körper tut, ich bleibe davon unberührt.
Glaubt an schlechte Zeiten, kann nicht loslassen, Horten von angesammelten Unstimmigkeiten	Ich vertraue dem Leben und lasse es fließen. Alles ist in Ordnung, weil ich nichts mehr durcheinanderbringe. Alles ist im Lot.
Abneigung gegen das Frausein, disharmonischer Bezug zur Körperlichkeit	Gern bin ich eine Frau und bringe meine Weiblichkeit elegant zum Ausdruck.
Will sich durchsetzen, lebt in seinen eigenen Vorstellungen, hat zu große Erwartungen, starker Ich-Bezug	Danke für die Enttäuschungen. Sie führen mich aus der Täuschung in die Realität. Ich erkenne, dass Erwartungen realitätsfremd sind. Jetzt!
Ist bereit zu verletzen, Leichtgläubigkeit, will sich und seine Vorhaben durchsetzen	Ich bin in Harmonie mit mir selbst. Das Leben hat seine eigene Richtung und in diese will ich gehen. Ich vertraue!
Realitätsflucht, leichtsinnig, aufgestaute/r Wut und Zorn	Das Einzige, was zählt, ist das Hier und Jetzt. Nichts anderes existiert. Ich verweile in diesem Augenblick und lasse meine Gedanken fliegen.
Wunden, die darauf warten aufzubrechen, alte Narben, schwierige Lebensthemen	Ich schaue mir all das an, was hochkommt, und entlasse es mit Freude. Das Leben ist leicht. Es ist verrückt. Ich rücke in meine Mitte, bin ganz da!
Befasst sich zu viel mit dem Außen, anstatt im Inneren zu forschen, inneres Wissen bleibt ungenutzt	Ich wende mich nach innen und halte Ausschau nach mir selbst. Ich verliere mich nicht mehr im Außen und bleibe in meiner Mitte.
Findet seinen Weg nicht, bleibt zu oft stehen, dreht sich um, steht nicht zu seinen Ideen und Lebenszielen	Ich lege den Kummer ab. Ich beende die Suche. Ich bin angekommen. In diesem Augenblick bin ich voller Vertrauen und weiß, alles ist gut!

	Botschaft – was dir das Leben sagen will
Gallenblasenentzündung	Es ist an der Zeit, die Dinge zu sehen, wie sie sind! Lass deine Vorstellungen los und begegne der Welt offen und klar. Du wirst sehen, alles ist gut.
Gallensteine	Wer unnachgiebig ist, wird daran zerbrechen. Nur wer weich, nachgiebig und beweglich ist, kann im Leben bestehen. Denke daran, mit dem Leben zu fließen.
Ganglion am Handgelenk	Nimm dir den Raum, den du brauchst. Warum unterdrückst du dich? Wovor hast du Angst? Das Leben ist dein Freund, vergiss das nie!
Gastritis	In der Ruhe liegt die Kraft. Deine Unruhe raubt dir Energie und schwächt dein System. Stärke dich, indem du Zuflucht in der Ruhe suchst.
Gebärmutterhalskrebs	Einem guten Schauspieler kann man zwar nicht in die Karten schauen, aber er macht auch sich selbst etwas vor. Wer sich belügt, schadet sich selbst.
Gebärmuttersenkung	Wem willst du etwas beweisen? Warum musst du immer gut sein? Sei einfach, wie du bist, und kümmere dich nicht ständig darum, was die anderen denken.
Gebärmutterwucherungen (Myome)	Lass deinen Schmerz endlich raus. Warum vernachlässigst du dich? Sieh nach innen. »Verzeihen« und »Loslassen« möchten jetzt gelebt werden. Vertraue dir!
Geburtsdefekt	Gerechtigkeit ist etwas anderes, als wir denken. Werde nur dir selbst gerecht und gib dich den Aufgaben des Lebens ohne Widerstand hin.
Gedächtnisschwund	Alles ist in Ordnung. Eine Vergangenheit existiert nur in deinem Denken. Verzeihe dem Leben und dir selbst.
Gehirnabszess	Das Leben spielt sich nur in deinen Gedanken ab. Wenn du also etwas verurteilst, verurteilst du nur Gedanken, die du dir über etwas gemacht hast. Erkenne!

Der wunde Punkt – Insuffizienz	Festgefahrene Konzepte umwandeln – was ich mir selbst sage
Trägt viel Schmerz mit sich herum, alte Verletzungen, die nicht ausheilen können, werden akut.	Ich lasse jetzt alles los, was mich belastet. Ab heute bin ich ein neuer Mensch. Ich lebe im Jetzt und nur der Augenblick zählt.
Trägt viel Schmerz in sich, alte Verletzungen, die nicht ausheilen können, haben sich bereits als Verhärtung abgesetzt.	Verbitterungen dürfen ausheilen. Ich sehe die Welt mit liebevollen Augen. Gern lasse ich die Verhärtungen los. Danke dafür!
Hat keinen Raum für sich, opfert sich auf, lebt für die anderen	Der Raum, den du dir nicht nimmst, hat sich jetzt manifestiert. Es ist an der Zeit, dass du genießen und annehmen kannst. Lebe dein Leben!
Innere Unruhe, Hast, kommt nicht zur Ruhe, ist hektisch und kann nicht abschalten	Ich nehme mir Zeit innezuhalten. Jeden Tag schenke ich mir Ruhe. Ich gönne mir Zeit, die ich dafür nutze, sie mit mir selbst zu verbringen.
Lebt die Weiblichkeit nicht, lebt in der Opferrolle und versucht, anderen zu entsprechen, spielt die Rolle ihres Lebens	Das Opfer ist immer der Täter. Dies erkenne ich jetzt und erhebe mich über das polare Denken. Ich bin ganz ich selbst.
Verletzte Weiblichkeit, unterdrückt sich selbst, »verformt« und verstellt sich für andere	Ich bin stark und stelle mich meinem Leben. Ich lebe meine Bedürfnisse, anstatt mich leben zu lassen. Ich bin mir wichtig. Ich bin frei.
Wenn Probleme der Weiblichkeit und Sexualität »heranwachsen«, ungelöste Konflikte mit emotionalen Verletzungen	Ich widme mich meiner Weiblichkeit und Empfindsamkeit. Ich bejahe mich und öffne mich für all das, was das Leben mir schenkt.
Hat eine schwere Erfahrung gemacht, sagt trotzdem Ja zum Leben, doch die Klarheit fehlt, Altlasten	Ich bitte um Kraft, Mut und Vertrauen. Danke für die Unterstützung der universellen Kraft, um endlich aufzuwachen aus dem Traum und wach zu sein.
Aus dem Leben ausbrechen, vergessen wollen	Ich bin mit meiner Vergangenheit im Einklang. Alles war und ist so, wie es sein muss.
Der große Denker, der sehr strukturiert und streng denkt	Denken darf weichen, nachdenken auch. Ich gebe meinen Gedanken keine Aufmerksamkeit mehr. Ich lasse sie kommen und gehen und halte sie nicht mehr fest.

	Botschaft – was dir das Leben sagen will
Gehirnerschütterung	Es ist an der Zeit, dem Leben aufrichtig zu begegnen. Denke, aber denke nicht zu viel nach. Gedanken sind Gift, können aber auch Medizin sein. Denk dich gesund!
Gehirnhautentzündung (Meningitis)	Lass deinen Schmerz endlich raus. Warum vernachlässigst du dich? Sieh nach innen, anstatt im Außen Fehler zu suchen. Vertraue dir!
Gehirnschlag	Du kannst das Leben nicht ändern, du kannst nur deine Sichtweise dazu korrigieren. Es ist niemals zu spät, um etwas zu verändern. Vergiss das nie!
Gehirntumor	Das Leben meint es gut mit dir. Du siehst das anders, weil du harte Erfahrungen gemacht hast. Lass deine Erfahrungen los, sie gehören dir nicht.
Gelbsucht	Nimm dir die Zeit, um nach innen zu horchen. Dort wirst du alle Antworten finden, die dir auf der Seele brennen. Werde still.
Gelenkschmerzen	Veränderung ist etwas Natürliches. Nichts bleibt gleich, alles ist stets im Wandel. Freue dich darüber und lass dich überraschen!
Genitalien (Probleme mit den …)	Der Körper ist dann im Einklang, wenn Weiblichkeit und Männlichkeit – beide Seiten – gelebt werden. Du bist wunderbar! Du scheinst das vergessen zu haben.
Gerstenkorn (Hordeolum)	Sieh die Welt mit dem Herzen! Deine Verbitterung entspringt der irrigen Annahme von Mangel und tiefer Unwissenheit. Erwache aus deiner Fehlsicht und ändere sie.
Geschlechtskrankheiten	So etwas wie Schuld gibt es nicht. Lass diesen Satz auf dich wirken und beobachte, was er in dir auslöst und klärt.

Der wunde Punkt – Insuffizienz	Festgefahrene Konzepte umwandeln – was ich mir selbst sage
Wenn das Gedankensystem infrage gestellt worden ist, ungelebte Tiefsinnigkeit	Jetzt ist es endlich so weit: Ich stelle mein Herz über den Verstand. Danke, dass DU die Führung übernimmst. Ich weiß, es wird das Richtige geschehen.
Angst, erhitztes Denken, sieht Rot, natürliche Reaktionen werden unterdrückt, fühlt sich vernachlässigt	Ich lasse den Schmerz zu. Traurigkeit darf jetzt da sein und ich gebe mich den Tränen der Befreiung hin. Ich liebe mich! Ich war nie hart! Ich glaubte es nur.
Wenn der Bogen überspannt wurde, wenn Probleme über lange Zeit akut geblieben sind	Ab sofort darf das Leben die Führung übernehmen. Ich folge ihm und mache das, was zu tun ist, und nicht das, was mein Kopf mir sagen will.
Ungelöstes und starkes Konfliktthema, Isolation, wenn die Vorstellung von Ordnung zusammenbricht	Ich söhne mich mit allen Problemzonen meines Lebens aus. Ich muss nichts verstehen, aber ich kann vertrauen, das alles seinen Sinn hat.
Neigt zur Unausgeglichenheit, die Mitte fehlt, Vorurteile werden gehegt, einseitiges Denken	Ich bin bereit, mich jetzt für mein wahres Wesen zu öffnen. Mit Leichtigkeit lasse ich meine alte Sichtweise los und blicke friedvoll in den Tag hinein.
Hält am Widerstand fest und wehrt sich gegen Veränderungen, auf allen Ebenen unbeweglich	Ich bin bereit für Veränderung und halte an nichts fest. Ich lasse los und gebe mich dem natürlichen Lebensrhythmus hin. Ich habe absolutes Vertrauen.
Wenn der Bezug zur Weiblichkeit oder Männlichkeit disharmonisch ist, fühlt sich nicht gut genug, ein brisantes Thema: Sexualität	Ich nehme mich an, so wie ich bin. Ich erlaube mir, meine weiblichen und männlichen Aspekte zu leben und somit im Einklang zu sein.
Wütend, sieht die Welt mit Verbitterung und mit zornigem Blick	Ich sehe die Welt mit klarem und liebevollem Blick. Mein Herz öffnet sich für das, was hinter meinen Einbildungen ist. Danke, dass ich klar sehen kann!
Sexuelle Schuldgefühle, sieht Sexualität als unrein, Minderwertigkeitskomplexe	Ich bin wertvoll. Der Körper ist etwas Reines und Sexualität etwas Natürliches. Es gibt nichts, was schlecht ist, nur schlechte Gedanken. Die streiche ich!

	Botschaft – was dir das Leben sagen will
Geschwüre	Wie lange willst du noch die Rolle des perfekten Menschen spielen? Du bist nicht auf der Welt, um Erwartungen zu entsprechen und lieb Kind zu sein!
Gesichtslähmung	Du bist mit dem Leben nicht einverstanden? Nun, das ändert nichts daran, dass diese Einstellung nichts verbessert und dir selbst nicht guttut!
Glaukom, s. Grüner Star	
Gleichgewichtsstörung	Gedanken kommen und gehen. Du kannst sie zu deinen Verbündeten machen und damit dein Inneres erforschen, anstatt dich im Außen zu verlieren.
Glutenunverträglichkeit (Zöliakie)	Es gibt nichts, was im Leben in Unordnung ist. Unordnung erschaffst du mit deinen Gedanken. Friedliche und liebevolle Gedanken werden bessere Umstände schaffen.
Grauer Star	Die Zukunft existiert nur im Kopf. Wo ist denn die Zukunft, wenn du nicht daran denkst? Kannst du sie mir zeigen? Denk einmal darüber nach.
Grippe (Influenza)	Gib dich diesem Prozess hin und erkenne, das deine Gedanken dich und deine Gesundheit formen. Sei einsichtig und liebevoll. Leg deine Unruhe ab.
Grüner Star	Nur eine klare Sicht kann dir Harmonie bescheren. Schau hin, wo deine Probleme entstehen. Es sind Missverständnisse, die du Probleme nennst.
Gürtelrose (Herpes zoster)	Entspanne dich. Wovor hast du Angst? Angst ist ein mentales Konzept und nichts, das eigenständig ist oder was man anfassen kann. Schau dir das einmal genauer an.

Der wunde Punkt – Insuffizienz	Festgefahrene Konzepte umwandeln – was ich mir selbst sage
Wenn der Konflikt Formen annimmt, Verhärtungen stauen sich an, Zellveränderungen entstehen, Altlasten lagern sich organisch an	Alte Konflikte dürfen sich auflösen. Anstatt dieser Schatten strömt nun Licht in mich ein. Ich war immer Licht und werde es immer sein.
Angst, Widerstände und Fluchtreflexe, mit dem Fluss des Lebens nicht einverstanden sein, vehementes Gegensteuern	Ich stelle mich dem Leben. Ich stelle mich der Angst. Ich stelle mich mir selbst. Ich begegne allem mit Offenheit und Respekt. Danke.
Rastlose und unkontrollierte Gedanken, fehlendes Vertrauen, Widerstände	Mein Denken darf jetzt pausieren. Ich vertraue dem Leben, weil ich mir vertraue. Es gibt nichts zu tun. Ich lasse es einfach geschehen.
Geht gern auf Abwehr, sträubt sich gegen die Natur, lebt in seiner eigenen Welt	Alles, was ich zu mir nehme, ist rein. Es tut mir gut, es mit Liebe zu tun. Ich segne alles, was mich ernährt, und bin dankbar für gute Kost.
Sieht alles schwarz, hat Angst vor der Zukunft	Ich sehe alles klar. Ich schaue hin und lasse das Denken hinter mir. Mein Herz sieht und es sieht in allem das Gute.
Zwangspause, Reinigungsprozess, Ablösung alter Strukturen, wenn der Prozess nicht unterdrückt wird, harte Gedanken, Furcht	Ich gebe mich der »Hitze« hin und bin dankbar für die Erlösung. Danke, dass alte Strukturen verschwinden. Ich freue mich auf das, was kommt.
Ist überfordert, vehemente Uneinsichtigkeit, starke emotionale Belastung durch alte Verletzungen, will sich nicht aussöhnen	Ich bin bereit, mich zu öffnen und meine Natürlichkeit zu leben. Ich lasse alles hinter mir, was nicht zu mir gehört. Ich bin offen und frei.
Starke Empfindlichkeit, lebt in Angst und unter Spannungen, kann nicht abschalten und relaxen, permanenter Dauerstress	Ich sehe zuversichtlich in den Tag und lasse alle Anspannungen los. Es gibt keinen Grund, unglücklich zu sein. Ich ziehe das Glück, das ich bin, jetzt in mein Leben.

H

	Botschaft – was dir das Leben sagen will
Haarausfall	Lebe im Gleichmut! Alles ist gleichwertig und bedarf derselben Aufmerksamkeit. Finde Frieden in dir.
Hallux valgus, s. Großzehe	
Halsschmerzen	Sprich aus, was du sagen willst. Halte dich nicht zurück. Falsche Zurückhaltung macht krank. Du kannst alles sagen. Es kommt immer darauf an, wie etwas gesagt wird.
Halswirbelsäule (Probleme mit der ..., HWS-Syndrom)	Nur wer in die Richtung geht, in die das Leben fließt, wird Leichtigkeit kennenlernen. Diese erzeugt eine natürliche Bewegung der Dinge in die richtige Richtung.
Hämorrhoiden	Widerstand ist etwas, das dich hart macht. Warum entfachst du Schmerzen in Dir? Lass los und nimm alles an, wie es ist.
Handgelenksganglion, s. Überbein am Handgelenk	
Hängende Gesichtszüge	Sieh die Welt an und lächle. Es gibt keinen Grund, sich hängen zu lassen. Richte dich auf und lebe das, was du fühlst. Sei dir wichtig und lebe nach deiner Intuition.
Harninkontinenz, s. Blasenschwäche	
Harnröhrenentzündung, Harnwegsinfekt	Warum bist du stocksauer? Warum hältst du an deinen Vorstellungen fest? Du kannst die Angst jetzt hinter dir lassen.
Hautausschlag	Geh auf Menschen zu und lege deine Vorurteile ab. Niemand ist so, wie du glaubst. Es sind nur deine Gedanken, die dich das glauben lassen.
Hautkrebs	Das Leben meint es gut mit dir. Lass deine Konflikte los, sie gehören dir nicht. Sei frei.
Hautpilz, s. Pilzinfektion	

Der wunde Punkt – Insuffizienz	Festgefahrene Konzepte umwandeln – was ich mir selbst sage
Lebenskraft fehlt oder es wird zu viel in ein Thema investiert (Familie, Job et cetera)	Ich nehme alles liebevoll an und freue mich auf das, was kommt oder auch nicht kommen wird.
Steht nicht zu sich selbst, unausgesprochene Worte der Wut und des Zorns, Opferrolle	Ich stehe zu mir und sage, was ich fühle. Danke, dass ich die richtigen Worte finde, um mich mitzuteilen. Ja, das werde ich tun.
Fehlende Beweglichkeit, stellt sich der Situation nicht, hängt in seiner Sichtweise fest	Ich bewege mich ab sofort mit dem Leben mit und sehe die Welt mit liebevollen Augen. Danke, dass ich mich einordnen darf in den großen Lebensfluss.
Unbewältigte Lebenssituation, verliert sich in der Illusion, Unnachgiebigkeit, will sich nicht ändern, Suchtgefahr	Das Leben meint es gut mit mir. Ich nehme das Leben voller Freude und liebevoll an.
Ist verhärmt, Probleme ziehen nach unten, lässt alles hängen und agiert nicht, fehlende Kraft, wenig Antrieb, um zu handeln	Ich fasse allen Mut und sehe mir mein Leben an. Ich begegne allem mit einem Lächeln, denn ich weiß, dass alles seine Richtigkeit hat.
Zwischenmenschliche Konflikte, Angst, Scham, Probleme mit der Sexualität	Ich stehe über den Dingen und ändere meine geistige Einstellung: Ich bejahe und befürworte alle zwischenmenschlichen Beziehungen.
Kontaktschwierigkeiten, Probleme mit Nähe, grenzt sich ab, Weltflucht	Alle Menschen sind mir wohlgesinnt, weil ich ihnen wohlgesinnt bin. Ich gebe ihnen die Chance, mich kennenzulernen, und lasse Nähe zu.
Ungelöster Konflikt im Zwischenmenschlichen, großer »Brandherd«, tiefe Wunden und Verletzungen	Ich bin bereit, meine Konflikte anzusehen, sie zu durchwandern und dann loszulassen. Ich lasse alles los, was mich daran hindert, frei zu sein.

	Botschaft – was dir das Leben sagen will
Hautprobleme	Das Leben meint es gut mit dir. Alles ist eins. Alles ist in dir. Erforsche diese Aussagen und lasse sie zu deiner Wahrheit werden.
Hautveränderungen	Geh auf die Menschen zu. Sie sind immer nur so gut oder schlecht, wie du über sie denkst. Gute Gedanken erzeugen gute Menschen. Setze das um.
Hepatitis, s. Leberentzündung	
Hernie, s. Leistenbruch	
Herpes, s. Fieberblasen	
Herpes zoster, s. Gürtelrose	
Herzbeutelentzündung (Perikarditis)	Liebe ist das zentrale Thema im Leben. Es geht um nichts anderes. Es ist deine Aufgabe, dich diesem Thema anzunähern, dich darin zu entdecken.
Herzinfarkt (Myokardinfarkt)	Das Leben ist zu kurz, um dagegenzusteuern. Sei in Harmonie mit dir und deinem Umfeld. Das Leben lebt sich selbst. Erkenne!
Herzklappenfehler	Die Liebe, sie ruft dich! Hörst du sie? Es ist nie zu spät umzukehren. Jetzt bietet sich die Gelegenheit dazu.
Herzmuskelentzündung	Liebe die Tiere, die Pflanzen, die Menschen, die Steine, das Wasser, die Luft, die Erde et cetera. Liebe alles, was dich umgibt, und erkenne, dass du darin wohnst.
Herzprobleme	In der Natur spiegelt sich die Liebe wider. Dort ist sie pur und kann dir Stille vermitteln. Stille weitet das Herz und öffnet es, um Liebe zu empfangen.
Herztod (plötzliches Herz-Kreislauf-Versagen)	Neue Erfahrungen warten in anderen Dimensionen. Das Leben geht weiter, lediglich Umstände, Formen und Räume ändern sich. Der Wechsel zwischen Kommen und Gehen endet erst, wenn wir unsere eigentliche Identität erfahren haben.

Der wunde Punkt – Insuffizienz	Festgefahrene Konzepte umwandeln – was ich mir selbst sage
Kontaktschwierigkeiten, Probleme mit Nähe, zieht sich zurück, lebt in seiner eigenen Welt	Das Leben meint es gut mit mir. Ich nehme es vertrauensvoll und liebevoll an.
Anhaltende Kontaktschwierigkeiten, die zellverändernd wirken, vehementer Rückzug, kann Nähe nicht zulassen	Es gibt nur gute Menschen, außer ich denke schlecht über sie. Ich lasse meine Schwächen fallen und verurteile nichts und niemanden. Alles darf sein, wie es will.
Schwierige Situation im zwischenmenschlichen Bereich, Thema Liebe und geliebt werden, hat Angst	Es spielt keine Rolle, warum ich so lange gezögert habe, mich dir, Liebe, anzunähern. Wichtig ist, dass ich jetzt erkenne, dass ich nur dich finden will.
Warnschuss dafür umzukehren und sich der Liebe zuzuwenden, sich der Liebe zu öffnen	Ich erfülle den Augenblick. Die Stimme meines Herzens erhebt sich ab sofort über die des Verstandes. Es ist schön, sich der Liebe anzunähern.
Geht den Weg der Liebe in Etappen. Einen Schritt nach vorne und zwei Schritte zurück, fehlende Freude	Liebe, ich höre deinen Ruf. Verzeih, dass ich dich vernachlässigt habe. Hab Geduld mit mir und weise mir den Weg. Danke!
Aufforderung umzukehren und sich der Liebe zuzuwenden, sich der Liebe zu öffnen	Ab heute nutze ich die Chance, mich zu verwirklichen. Ich sehe nach innen. Ich sehe so lange hin, bis ich still werde und in dieser Stille Liebe erfahre.
Konflikte mit den Themen Zwischenmenschliches und Liebe, hält an der Angst fest, kann sich nicht öffnen, keine Freude	Ich entdecke die Liebe, die allgegenwärtig ist. Sie wohnt überall und ich bin bereit, ihr überall zu begegnen. Ich danke dem Leben, dass es mich führt.
Wenn der Erfahrungsweg endet, steigt aus dem Leben aus	Wer auch immer in welche Dimension wechselt, jeder Wechsel ist verknüpft mit dem Kreislauf von Freud und Leid. Welch Segen, wenn wir endlich alle das Spiel durchschauen, um diesen Kreislauf hinter uns zu lassen und in die Ewigkeit einzutreten.

	Botschaft – was dir das Leben sagen will
Herzrhythmusstörung	Gib dich dem Lebensrhythmus hin. Er hat seine eigene Dynamik. Folge ihr und du wirst sehen, dass es auch liebevolle Wege gibt. Sei nachgiebig und frei.
Herzschwäche (Herzinsuffizienz)	Du bist so stark! Auch wenn sich dein Körper schwach anfühlt, in ihm wohnt eine Kraft, nach der du Ausschau halten solltest.
Heuschnupfen	Lass Widerstände los und wisse, dass Sexualität etwas Liebevolles sein kann. Sie ist nicht unrein oder schlecht. Falsche Moralvorstellungen darfst du jetzt hinter dir lassen. Stelle dein Herz über den Verstand.
Hexenschuss	Bewege dich mit dem Leben mit – ohne Druck, Eifer und Voreiligkeit. Alles vollzieht sich in Leichtigkeit. Was schwer geht, kann nicht im Einklang sein.
Hirnblutungen	Du kannst das Leben nicht ändern, du kannst nur deine Sichtweise dazu korrigieren. Es ist niemals zu spät, um etwas zu verändern, vergiss das nie!
Hirnhautentzündung	Löse deine Probleme. Worauf wartest du? Geh auf das Leben zu und lerne es kennen. Es ist nicht so, wie du es siehst.
Hirntumor (Gehirntumor)	Das Leben meint es gut mit dir. Du siehst das anders, weil du harte Erfahrungen gemacht hast. Lass deine Erfahrungen los, sie gehören dir nicht.
Hitzeschlag	Das Leben ist dazu da, dass wir unsere eigene Identität entdecken. Kümmere dich um diese Aufgabe und sieh hin, was du dabei alles erkennen kannst.
HIV-Infektion, s. auch AIDS	Schuld gibt es nicht. Es gibt nur Menschen, die sich oder andere beschuldigen. Das jedoch ist etwas ganz anderes.

Der wunde Punkt – Insuffizienz	Festgefahrene Konzepte umwandeln – was ich mir selbst sage
Will nicht auf sein Herz hören. Gestörte Lebensverhältnisse in Bezug auf Freude, Hingabe und Offenheit	Die Liebe, welche ich mir selbst entgegenbringe, beeinflusst jetzt meinen Lebensalltag auf wunderbare Weise. So kann ich alles lieben.
Zu leben lernen heißt, zu lieben lernen. Fühlt sich unfähig und glaubt, zu schwach zu sein, inhaltslos	Ich öffne mich der Liebe, weil es nichts anderes zu tun gibt.
Lebt in Widerständen, denkt zu viel, Probleme mit der Sexualität	Sexualität ist etwas ganz Natürliches. Meine unnatürlichen Gedanken darüber lasse ich jetzt los, da sie nur eine Vorstellung in meinem Gehirn sind. Ich öffne mein Herz und bin bereit für Veränderung und Harmonisierung.
Übereifriges Handeln, lebt vorwiegend die männliche Seite, hart zu sich selbst, stur	Ich bin bereit, das Leben so anzunehmen, wie es sich mir zeigt. Ich lasse mich überraschen und weiß, mein Weg wird einzigartig sein.
Ungleichheit zwischen Denken und Fühlen, Disharmonien, fehlende Balance	Ab sofort darf das Leben die Führung übernehmen. Ich folge ihm und mache das, was zu tun ist, und nicht das, was mein Kopf mir weismachen will.
Explosion und Eskalation der Lebensumstände, wenn Probleme über lange Zeit akut geblieben sind	Ich bin bereit umzukehren und meine Sichtweise zu ändern. Dies wirkt sich heilsam auf mein Leben aus. Danke.
Ungelöstes und starkes Konfliktthema, Isolation, wenn die Vorstellung von Ordnung zusammenbricht	Ich söhne mich mit allen Problemzonen meines Lebens aus. Ich muss nichts verstehen, aber ich kann vertrauen, dass alles seinen Sinn hat.
Verausgabt sich gern, tut eher mehr anstatt weniger, Kräftehaushalt ist aus dem Gleichgewicht	Ich lebe aus meiner Mitte heraus und mache alles sehr bedacht. Bewusst begegne ich dem Leben und handle intuitiv, spontan und gelassen.
Schuldgefühle, steht nicht zu sich und zum eigenen Handeln, fühlt sich allein gelassen	Schuld ist ein Wort, das dich runterzieht. Es gibt keine Schuld. Alles geschieht, weil es geschieht, und nicht weil es jemand will. Erforsche das!

	Botschaft – was dir das Leben sagen will
Hodenkrebs	Vergib dir. Vergib dem Leben. Vergib allem. Sei dankbar, dass du jetzt umkehren kannst und hinter die Dinge siehst. Alles ist anders, als du glaubst. Erkenne!
Hodgkin-Krankheit, s. Lymphdrüsenkrebs	
Höhenangst	Wer hinfällt, sollte aufstehen. Wer hundert Mal hinfällt, sollte sich hundert Mal wieder aufrichten. Zu fallen ist nicht schlimm, die Angst davor jedoch schon. Sie ist das eigentliche Problem.
Hohlrundrücken (Skoliose und Kyphose)	Richte dich auf! Sprich aus, was dir auf dem Herzen liegt. Die Vergangenheit existiert nur in deinem Denken. Lass sie los!
Hordeolum, s. Gerstenkorn	
Hornhautverkrümmung	Es gibt keine Zeit, auch wenn wir uns daran orientieren. Es gibt immer nur das Jetzt. Lebe im Augenblick und lass dich nicht aus der Ruhe bringen.
Hörsturz	Widerstände können den Inhalt von Worten nicht ändern. Verabschiede dich von deiner Gegenwehr und höre hinter die Worte. Dort gibt es etwas Liebevolles zu hören.
Hüftgelenksarthrose	Liebe dich selbst, dann liebt dich das Leben. Der andere ist dein Spiegel, schau genau hin und spüre deine Gefühle selbst.
Hüftprobleme	Die Angst vor der Angst ist nicht besonders hilfreich, wenn es um Entscheidungen geht. Sei spontan und entscheide aus dem Bauch heraus. Der Kopf darf ruhen.
Hühneraugen	Vergangenheit gibt es nur in deinem Denken. Dort wohnt sie, nirgendwo anders kann sie sein. Erforsche das und sei einfach hier. Erfülle den Moment.
Hundebandwurm	Niemand kann dich ausnutzen, du kannst dich nur ausgenutzt fühlen. Dies jedoch dient nie und nimmer der Selbstverwirklichung. Kümmere dich um das, was jetzt ist – nur jetzt!

Der wunde Punkt – Insuffizienz	Festgefahrene Konzepte umwandeln – was ich mir selbst sage
Schock, Verluste, Ängste, die mit den eigenen Kindern oder mit Sexualität zu tun haben	Ich vergebe mir und vergebe allen meinen Mitmenschen. Vergebung heilt und ich erkenne, dass nie wirklich etwas falsch war.
Angst vor dem Fall, vor dem Aus, möchte gern die Kontrolle behalten, will Sicherheit	Ich stelle mich der Angst und durchschaue, dass sie nur im Kopf stattfindet. Der Gedanke über etwas machte mich ängstlich, ich lasse das Denken sein.
Steht nicht zu sich selbst, unausgesprochene Worte, trägt Unaufgearbeitetes mit sich herum, kann nicht loslassen	Ich lasse jetzt alles los, was mich belastet. Ich vergebe mir selbst und allen Menschen. Mögen auch sie mir vergeben.
Denkt in Vergangenheit, Gegenwart und Zukunft, lebt nicht im Jetzt, die Sichtweise ist begrenzt und eingeschränkt	Der Augenblick ist mir wichtig. Ich nehme ihn ganz bewusst wahr und lasse mich ganz auf ihn ein. Dort wird es still und diese Stille macht mich ganz.
Will etwas nicht hören, wehrt sich gegen das, was im Leben passiert	Ich höre genau hin und lausche der Botschaft hinter dem Wort. Was auch immer ich höre, es ist heilsam und immer gut. Ich höre den Ruf der Liebe.
Kommt nicht vorwärts, will lieber bleiben wo er/sie ist, denkt zu viel, Intuition wird ignoriert	Die Liebe, welche ich mir selbst entgegenbringe, beeinflusst jetzt meinen Lebensalltag auf wunderbare Weise.
Ist unbeweglich, versteht die Welt nicht, uneinsichtig, Angst vor Veränderung	Ich bewege mich jetzt mit dem Leben mit. Ich bin bereit, die Richtung zu wechseln. Wenn nicht jetzt, wann dann?
Krankhafte Gedanken, will die Vergangenheit nicht loslassen, hängt im Schmerz fest, uneinsichtig, stur	Ich lebe im Hier und Jetzt und gebe mich dem Augenblick hin. Ich lasse die Gedanken los. Das ist sehr befreiend und tut mir gut.
Fühlt sich ausgenutzt und verlassen, wird innerlich von Wut aufgefressen, nimmt alles Negative in sich auf	Ich gebe, was ich kann, und hege keine Erwartungen. Ich entspreche nur der Liebe, alle anderen dürfen mich so nehmen, wie ich bin.

	Botschaft – was dir das Leben sagen will
Husten, s. Atemwegsprobleme	
HWS-Syndrom, s. Halswirbelsäule (Probleme mit der …)	
Hyperaktivität	Das Leben ist wild. Beweise ihm, dass es auch anders geht. Versuche, eine Handlung am Tag langsam und mit Bedacht zu tun. Das Leben will deine Liebe sehen.
Hypersomnie, s. Schlafsucht	
Hyperventilation	Begegne dem Leben mit Respekt, aber sieh es nicht als etwas Bedrohliches an. Deine Gedanken über das Leben sind die Bedrohung, nicht aber das Leben selbst!
Hypochondrie, s. Psychose	
Hypertonie, s. Bluthochdruck	
Hypotonie, s. Blutniederdruck	
Ileus, s. Darmverschluss	
Impotenz	Das Leben meint es gut mit dir. Schau dir deine Einstellungen und Sichtweisen genau an. Sind es Vorstellungen? Sind sie vielleicht einseitig und unreal? Überdenke sie und gib dir Zeit.
Infantiles Hämangiom, s. Blutschwamm	
Infektionskrankheiten	Erforsche dein Inneres, anstatt dich im Außen zu verlieren. Nur über den inneren Weg können wir ein friedvolles Leben führen. Deswegen ist jetzt der Zeitpunkt gekommen, um umzukehren.
Infektionskrankheit durch Pilze (Mykose)	Stärke dein System, indem du nach der Stärke in den Schwachpunkten Ausschau hältst. Du hast allen Grund zu vertrauen, weil du tief in dir reine Stärke bist.
Influenza, s. Grippe	
Inkontinenz	Lebe dein Leben und erlaube dir zu fühlen. Lass die Gefühle raus. Lass sie zu. Empfinde sie tief und dann lass sie los.
Ischias, s. Rückenschmerzen	

Der wunde Punkt – Insuffizienz	Festgefahrene Konzepte umwandeln – was ich mir selbst sage
Aggressionen, die kompensiert werden wollen, schreit nach Aufmerksamkeit, Überschuss an wilden Emotionen	Ich nehme mich zurück und denke jeden Tag daran, für wenige Augenblicke still zu sein. Diese kurze Zeit schenkt mir Einsichten, die mir guttun.
Lebensängste, Existenzängste, fehlende Lebenskraft	Mein Atem ist heilig. Ich atme bewusst ein und aus. Esr atmet mich und nimmt mir die Angst. Voller Vertrauen lasse ich Atmung geschehen.
Spannungen, sexueller Druck, Schuldgefühle, Ablehnung nahestehender Personen	Ich nehme mich an und erlaube allem, so zu sein, wie es ist. Meine Schuldgefühle segne ich und entlasse sie in Liebe.
Körperliche und psychische Erschöpfung, geschwächtes System aufgrund destruktiver Gedanken und Unzufriedenheit	Ich bin bereit umzukehren und den spirituellen Weg der Erkenntnis zu gehen.
Körperliche und psychische Erschöpfung, die an einer Stelle des geschwächten Systems »Einlass« findet	Ich vertraue dem Leben und bin stark. Voller Zuversicht gehe ich meinen Weg und bin bereit, mich dem Leben zu stellen.
Jahrelang unterdrückte Emotionen, die sich bemerkbar machen	Ich bin wertvoll und lasse meine Gefühle zu. Alles ist in Ordnung, weil ich mein Leben dankbar annehme und ihm liebevoll begegne.

	Botschaft – was dir das Leben sagen will
J Juckreiz	Heute ist der Tag der Versöhnung. Söhne dich nicht nur mit dir selbst aus, sondern mit allen Menschen die dir gerade einfallen. Sende ihnen gute Gedanken und vertraue auf das, was kommt.
K Kandidose, s. Magen-Darm-Beschwerden (chronische ...)	
Kardiomyopathie, s. Herzprobleme	
Karies	Verabschiede dich von dem, was sich in dir »eingelagert« und an dir »abgelagert« hat. Das Leben ist, wie es ist. Versuche nicht, es zu verändern, akzeptiere es.
Kehlkopfentzündung	Warum stellst du dich gegen das Leben? Wozu der Groll? Er wird nichts an der Situation ändern. Erlaube dem Leben, so zu sein, wie es ist, und söhne dich mit ihm aus.
Kehlkopfkrebs	Es ist an der Zeit, dich deinem Schmerz zu stellen. Verdränge ihn nicht, lass ihn zu. Dann durchlebe ihn und erlaube ihm, da zu sein. Du wirst sehen, er schwächt sich dann von selbst ab.
Keuchhusten (Pertussis)	Die Lebensaufgabe, Liebe zu entwickeln, ist die bedeutendste ihrer Art. Nun ist es an der Zeit, nach der Liebe Ausschau zu halten, die in allem wohnt. Bleib dran und höre nicht auf.
Kieferprobleme	Man kann sich durchs Leben kämpfen oder den friedvollen Weg einschlagen. Das gelingt vielleicht nicht auf Anhieb, aber mit ein wenig Disziplin wird es gelingen.
Kinderlähmung	Starke Eltern braucht es hier. Liebe Eltern, vertraut dem Leben und gebt eure ganze Liebe hin. Ihr werdet sie um ein Vielfaches zurückbekommen, das ist gewiss.
Klaustrophobie	Ersatzbefriedigungen mögen kurzfristig einen Drang stillen oder einen Druck ausgleichen, doch diese Zufriedenheit ist vergänglich. Nur in der Unvergänglichkeit ist Glück zu finden.

Der wunde Punkt – Insuffizienz	Festgefahrene Konzepte umwandeln – was ich mir selbst sage
Will ausbrechen, Reue, ungelebtes Verlangen, Ablehnung	Ich sende allen meinen Mitmenschen liebevolle Gedanken und hülle sie in Liebe ein. Ich bin dankbar für jede Erfahrung, die ich mit ihnen machen durfte.
Mangelnde Zahnpflege, Übersäuerung, »Ablagerungen«, die den Menschen belasten und »sauer« machen	Ja, das Leben ist so, wie es ist, in Ordnung. Ich schaue gespannt auf das, was kommt, und genieße den Augenblick. Danke!
Kann nicht mehr sprechen, ist außer sich, hat Angst, Groll gegen Autorität	Ab heute gehe ich mit guten Gedanken durch den Tag. Ich bin dankbar und froh, dass ich jetzt erkenne, dass es auszusprechen gilt, was raus will. Danke!
Langjährige aufgestaute Konfliktsituation, in der etwas nicht ausgesprochen wurde, runtergeschluckte schmerzende Emotionen	Ich gehe mit dem Leben und erlaube dem Schmerz, da zu sein. Ich bin bereit, mich hinzugeben und Akzeptanz zu leben.
»Stumme Schreie«, hat das Bedürfnis nach Liebe und Fürsorge, »traut sich aber nicht«, ängstlich	Ich öffne mich für die Liebe und schaue nach innen. Ich öffne der Liebe die Tür und verschließe mich nicht mehr vor ihr. Ja, ich bin bereit.
Hat an etwas zu »beißen«, starker Wille, Wut, Groll, ichbezogen, Rachegelüste	Ich bitte um Frieden und Einsicht. Ich danke, dass ich es erkennen, erfahren und entfalten darf. Ja, mein Leben wird sich jetzt zum Guten wenden.
Wenn seelische Altlasten erdrücken, kann und will nicht mehr für sich »stehen«, Impfschädigung, Mangel an Liebe	Mein Kind ist eingebettet in die universelle Kraft und wird beschützt und getragen. Wir nehmen die Herausforderung in Liebe an und sind dankbar für diese Erfahrung.
Will sich beweisen, tut sich nichts Gutes, lehnt sich ab	Ich erkenne, dass ich nichts besitzen kann. Alles ist nur eine Leihgabe von Gott. Nichts gehört mir, alles gehört dieser einen Kraft, die ich tief in mir spüre.

	Botschaft – was dir das Leben sagen will
Klimakteriumsbeschwerden, s. Wechseljahrprobleme	
Kloß im Hals	Du bist nicht schuld, nicht schlecht und nicht weniger wert als andere. Steh auf und schau dich an. In dir wohnt eine einzigartige Kraft. Halte Ausschau danach.
Knieprobleme	Je stärker der Wille, umso geschwächter wird sich die Lebenssituation zeigen. Schwimme mit dem Leben und nicht dagegen. Gib dich hin und vertraue!
Knochenbrüche	So. Jetzt ist es an der Zeit, eine Kehrtwende vorzunehmen. Ändere deine Einstellung und Veränderungen werden ganz leicht geschehen.
Knochenkrebs (Osteosarkom)	Es gibt Lebenssituationen, die eine wirkliche Herausforderung darstellen. Es ist eine Kunst, sich diesen zu stellen, und es ist mutig. Wünsche dir Mut! Sei mutig! Gib nie auf!
Knochenmarkverletzung	Nimm das Leben, wie es ist, es gibt kein anderes. Das ist auch mit den Mitmenschen so. Sei voller Vertrauen und Zuversicht.
Knochenprobleme (Osteomyelitis)	In jedem Menschen gibt es unterschiedliche Seiten. Die schwächeren sind nicht die schlechteren, wenn man sie erkennt, dazu steht und sie in Stärken wandelt. Hab den Mut und wandle sie.
Knochenschwund (Osteoporose)	Gib nie auf. Denke stets daran, dass alles im Leben vorbeigeht. Deine Einstellung zählt. Vertraue und pflege die Anbindung zu der einen Kraft, die allem innewohnt.
Knoten	Nimm dir jeden Tag Zeit, für wenige Augenblicke nach innen zu gehen. Schaue hin, woher die Verletzungen kommen und warum du sie immer noch mit dir herumträgst. Lass sie los.
Kolik	Pflege den Bezug zu dir selbst. Sei freundlich, geduldig und nachsichtig mit dir, dann wird dir dies auch bei anderen gelingen. Werde sanft und nimm das Leben, wie es ist.

Der wunde Punkt – Insuffizienz	Festgefahrene Konzepte umwandeln – was ich mir selbst sage
Unterdrückte, unverdaute Emotionen, kann nicht für sich sprechen und zu sich stehen	Ich bin wertvoll. In mir lebt diese eine Kraft, die durch mich strahlt, mich atmet und lebt. Dankbar nehme ich diese Wahrheit an und lasse sie tief in mir wirken.
Wenn die Beweglichkeit fehlt, starr und unbeugsam, starrer Wille und großes Durchsetzungsvermögen	Ich bin bereit, mich dem Lebensfluss zu übergeben, und fließe mit ihm in dieselbe Richtung, ohne dagegenzusteuern. Ich öffne mein Herz und nehme Veränderung dankbar an.
Belastungen, Spannungen im Alltag, Angst vor Veränderungen	Mein Leben darf sich in jede Richtung entwickeln. Ich bejahe, was kommt, und bin sicher, dass es für mich das Beste ist.
Geistig-seelischer Konflikt, der sehr tief sitzt, kann nicht vergessen und nicht verzeihen, wird davon »aufgefressen«, Ängste	Dankbar nehme ich den Mut an, den mir die universelle Kraft schenkt. Ich nehme ihn tief in mich auf und freue mich darauf, ihn nach außen zu transportieren. Danke!
Psychische Verletzungen, Thema Aufrichtigkeit, Haltung dem Leben und sich selbst gegenüber, Rückgrat haben	Ich nehme das Leben, wie es ist, und gehe aufrecht auf das zu, was noch kommen mag. Ich bin voller Kraft und Vertrauen.
Fühlt sich verlassen, erträgt das Leben nicht, fehlende Stärke	Ich wandle meine Schwächen in Stärken um und freue mich auf die Veränderung. Das Leben darf fließen und voller Überraschungen sein, die ich gern annehme.
Fühlt sich verlassen, zieht sich zurück, fehlende Stärke	Ich weiß, dass ich vertrauen kann. Ich gehe jetzt auf das Leben zu und lasse mich führen. Alles ist in Ordnung. Es darf so sein, wie es ist.
Verhärtungen, die sich aufgrund emotionaler Belastungen und Verletzungen bilden, ordnet sich unter, Angst	Ich höre nach innen und lasse schwächende Gedanken und Verletzungen los. Die Vergangenheit liegt hinter mir, was zählt, ist der Augenblick. Jetzt lebe ich!
Mentale Gereiztheit und große Ungeduld, verärgert über dies und das, fehlende Akzeptanz	Ich nehme mich wichtig und schätze mich. Ich bin wertvoll und diesen Wert darf ich jetzt auch nach außen tragen. Danke für die Führung und Unterstützung.

	Botschaft – was dir das Leben sagen will
Kolitis, s. Dickdarmentzündung	
Koma	Die Angehörigen sollten nie aufhören, mit dem Koma-Patienten zu kommunizieren. Er nimmt viel mehr wahr, als wir vermuten. Stärken Sie ihn mit positiven Worten und Zuspruch.
Kopfschmerzen	Entspanne! Nimm dir mehrmals am Tag die Zeit, um innezuhalten und dein Herz aufzusuchen. Lass Gedanken kommen und gehen, aber halte sie nicht fest. Geh den inneren Pfad.
Krampfadern (Varizen)	Ohne Druck geht alles leicht. Leichtigkeit harmonisiert das Leben. Halte inne und bitte darum, dass der Druck jetzt von dir weichen kann. Vertraue und habe Geduld.
Krämpfe	Entspanne dich. Das Leben ist dazu da, es zu genießen. Gib dich dem Augenblick hin und erforsche dein wahres Wesen.
Krätze (Skabies)	Begegne dem Leben voller Zuversicht und sanft, damit es sich wandeln kann. Mit Härte und Druck erreichst du das Gegenteil.
Krebs	Wann genau beginnst du damit, dein Leben zu leben? Es gehört nicht deinen Mitmenschen oder irgendwelchen Verpflichtungen. Sieh dir deine emotionalen Verletzungen an und lasse sie dann los. Loslassen darf jetzt geschehen.
Kreislaufstillstand	Wenn du nicht freiwillig aufrichtig und geradlinig durchs Leben gehst, findet das Leben einen Weg dich zu korrigieren. Einsicht und ein guter Wille können viel bewirken.
Kreuzschmerzen (Lumbalsyndrom)	Eine aufrechte Haltung ist Grundvoraussetzung für ein harmonisches Leben. Es ist nicht immer leicht, Rückgrat zu haben, doch ist es unumgänglich, ehrlich zu sein. Setze es um.

Der wunde Punkt – Insuffizienz	Festgefahrene Konzepte umwandeln – was ich mir selbst sage
Ängste, ist auf der Flucht, Unentschiedenheit, unschlüssig, fehlendes Durchsetzungsvermögen	Wir sind da. Wir wissen, dass du uns wahrnimmst und dass du uns hörst. Habe Geduld. Der Moment wird kommen und auch du wirst uns wieder sehen können. Hab Vertrauen. Alles wird gut.
Spannungen, steuert dagegen und will anders, als er/sie kann, stellt zu hohe Ansprüche an sich, kopflastig, unterdrückt sich selbst	Gedankenlos gehe ich durch den Tag. Ich denke nur noch das Notwendigste und lasse überflüssige Gedanken hinter mir. Ich bin frei und ohne Belastung. Ich danke für diese Stärke.
Ist überfordert, zu viel Druck, kann eine bestimmte Situation nicht annehmen, Widerstand, ist von sich selbst enttäuscht	Ich nehme das Leben an, wie es ist. Es gibt mir die Kraft, mich dem zu stellen, was sich zeigen will. Mutig schreite ich voran und vertraue dem Licht, das hinter dem Schatten wohnt. Ich wende mich ihm zu und danke für die Führung.
Ängste und Spannungen, hält an alten Situationen, Gewohnheiten und Denkmustern fest, verkrampfte Haltung	Ich entspanne mich. Krampf und Kampf dürfen weichen. Ich lasse alles Überflüssige hinter mir und sehe das Leben aus einer neuen Perspektive, die positiv, bejahend und friedlich ist.
Starke Belastungen, vehementer Druck, meist zwischenmenschlicher oder existenzieller Natur	Ich fühle den kosmischen Strom durch meinen Körper fließen und danke für ein freies und gesundes Leben. Dankend nehme ich Gesundheit an.
Geistig-seelischer Konflikt, der sehr tief sitzt, kann nicht vergessen und nicht verzeihen, Angst, steht nicht zu sich selbst	Ich öffne mich für meine Bedürfnisse und beginne jetzt damit, mein Potenzial zu leben und zu entfalten. Ich bin bereit, dass Gott durch mich, als sein Werkzeug wirkt.
Kann Emotionen nicht ausdrücken, Wertigkeit fehlt, traut sich nicht, zurückhaltend, keine stabile Lebenssituation	Das Leben richtet mich auf. Die Liebe richtet mich auf. Ich richte mich auf. Alles ist eins. Alles ist aufrichtig. Klarheit legt sich über mich. Ich erkenne.
Hat kein Rückgrat, steht nicht zu sich selbst, mangelhafte Geisteshaltung, Aufrichtigkeit fehlt	Ich entfalte immer mehr Verantwortungsbewusstsein. Dies stärkt mein Rückgrat und lässt mich stimmig handeln. Authentisch gehe ich durchs Leben und stehe zu mir.

	Botschaft – was dir das Leben sagen will
Kropf	Nimm dir den Raum, den du für dich brauchst. Wenn alles wichtiger ist als dein Wohlbefinden, wird das nichts. Nimm dich wichtig! Lebe!
Krupphusten, s. Bronchitis	
Kurzsichtigkeit	Du musst nicht den Vorstellungen anderer entsprechen und auch nicht alles gut finden, was sie tun. Lebe mit Freude und lass das Liebevolle in dein Leben herein.
Kyphose, s. Hohlrundrücken	
L	
Lähmung	Es gibt eine positive Sicht und eine negative Sicht. Beide Sichten sind nicht die eine Sicht, die aus dem Herzen kommt. Diese ist neutral! Entdecke sie.
Leberentzündung (Hepatitis)	Manchmal muss man stehen bleiben und hinsehen, ob man so weitermachen will. Gehe mit dem Leben mit. Beende die Widerstände, indem du deine Gedanken fokussierst und von Liebe durchdringen lässt.
Leberkrebs	Mach das, was für dich stimmt, und stehe zu dir! Jetzt ist der Zeitpunkt gekommen, der dich einlädt, liebevoll mit dir umzugehen.
Leberprobleme	Stelle dich dem Leben, denn nur so kann es dich stärken. Ausweichmanöver schwächen dich. Vertraue darauf, dass es immer einen Weg aus der Traurigkeit gibt.
Leberzirrhose	Die anderen spiegeln deine Sichtweise. Sie können daher nicht anders, als dem Bild zu entsprechen, das du dir von ihnen gemacht hast. Lass dies auf dich wirken.
Leistenbruch (Hernie)	Auch wenn der Druck im Leben stark erscheint, so sind es doch wir, die ihn zulassen und darunter leiden. Gehe nach innen, um den Druck abzubauen. Lasse alles immer wieder los.
Leukämie, s. Blutkrebs	

Der wunde Punkt – Insuffizienz	Festgefahrene Konzepte umwandeln – was ich mir selbst sage
Hat Unausgesprochenes, wie unterdrückte Wut, ins Leben bereits mitgebracht, zusätzlicher »Raum«, um sich auszudrücken	Harmonie, Frieden und Liebe sind in meinem Leben vorhanden, das spüre ich jetzt. Ich vertraue auf diese Herzöffner und nehme sie dankbar an. Danke, es geht mir gut!
Sieht die Dinge einseitig, Klarsicht fehlt, hängt im dualen Denken fest, Angst, ist überfordert, »eingefrorene« Gefühle	Meine Sicht ist klar, freudvoll und von guter Gesinnung. Ich sehe mit dem Herzen und freue mich über die Schönheit, die ich dadurch erfahren und erleben darf.
Ist in der Fehlsicht und seinen Programmen stecken geblieben, mangelnder Realitätssinn, Gedanken lähmen und blockieren	Ich sehe die Dinge ab sofort so, wie sie sind, und gehe über meine Vorstellungen, Meinungen und Sichtweisen hinaus. Alles ist ein und dasselbe Bewusstsein.
Entgiftung in Form von Traurigkeit, die raus muss, lebt in Widerstand mit sich selbst, ist unbeweglich und starr	Ich stelle mich dem Leben und bin bereit, Widerstände hinter mir zu lassen. Ich sehe gespannt auf das Leben und verkompliziere es nicht. Meine Gedanken dürfen jetzt liebevoll sein.
Geistig-seelischer Konflikt, der sehr tief sitzt, kann nicht vergessen und nicht verzeihen, vergiftet sich selbst	Ich nehme mich vollständig an und sage Ja zu mir. Ich richte meine Aufmerksamkeit nach innen, damit ich mich erforschen, erfahren und erkennen kann.
Vergiftete Sicht, sucht Fehler überall, nur nicht bei sich selbst, weicht gern aus, starke Traurigkeit	Meine Traurigkeit darf sich jetzt von mir ablösen. Ich lade die Leichtigkeit und die Freude in mein Leben ein und öffne mich für ihr allumfassendes Wirken.
Fortgeschrittene Vergiftung der Sicht, hält daran fest, für Ordnung sorgen zu müssen, alle anderen sind schuld	Ich schaue hin und erkenne, dass es so etwas wie Schuld niemals gegeben hat. Das Leben ist so, wie es ist, und es ergibt sich ganz von alleine. Es sorgt für mich und ist mir gutgesinnt.
Wenn der Druck zu groß wird, übernimmt sich (körperlich), Überheblichkeit, ist dem psychischen Druck nicht gewachsen	Druck, Anspannung und Verhärtung dürfen sich jetzt aus meinem Leben verabschieden. Ich halte nicht mehr daran fest, sondern öffne mich für die absolute Führung.

	Botschaft – was dir das Leben sagen will
Linke Körperseite allgemein	Ist diese Körperhälfte im Ungleichgewicht, steht das dafür, dass sie vernachlässigt wurde. Lebe dein Gefühl. Lass die Intuition walten!
Lippenherpes, s. Fieberblasen	
Lumbalsyndrom, s. Kreuzschmerzen	
Lungenembolie	Der Tod ist nichts Endgültiges. Er ist das Tor in eine andere Welt. Erforsche dein Inneres, damit du den Tod mit anderen Augen sehen kannst.
Lungenentzündung	Du bist wertvoll! Du bist wunderbar! Du bist einzigartig! Das musst du nicht glauben, sondern schau in dich hinein und du wirst es sehen. Es kann nur innen sichtbar sein.
Lungenkrebs	Es gibt Situationen im Leben, die wirklich nicht einfach sind. Dennoch sind es Aufgaben, die uns die Chance geben, uns zu erkennen. Gib nicht auf und entdecke dein Selbst.
Lungenödem	Der Lebensfluss lädt dich ein, mit ihm zu ziehen. Jedes Dagegensteuern ist anstrengend und kostet dich Kraft. Schwimme mit dem Strom und hab Vertrauen.
Lungenprobleme	Du bist wertvoll. Weil du nicht nach innen siehst, kannst du es nicht erkennen. Das Leben fordert dich auf, umzukehren. Erforsche dich selbst und lass die Welt ein Stück mehr los.
Lymphdrüsenkrebs	Erkenne, dass es nichts zu verzeihen gibt. Verzeihe dir, dass du jemandem für dein »Unwohlsein« die Schuld gegeben hast. Lass dies auf dich wirken und warte ab, was passiert.
Lymphknoten- oder Parotisabszess (Otitis externa)	Es geht nicht darum, sich ein wunderbares Leben zu wünschen, sondern das Leben wunderbar zu finden, das man geschenkt bekommen hat. Lass das auf dich wirken.

Der wunde Punkt – Insuffizienz	Festgefahrene Konzepte umwandeln – was ich mir selbst sage
Weibliches Prinzip, die Gefühlsseite, die intuitive Ader, die feminine Seite	Ich halte nach meiner Intuition Ausschau und entdecke in ihr absolute Führung. Sie leitet mich in meine Weiblichkeit und lässt mich Gefühle leben und erfahren.
Angst vor dem Tod, Verzweiflung, wenn emotionale Wunden nicht heilen	Ich erkenne, dass jede Reise ein wunderbares Tor zur unendlichen Welt öffnet. Alles ist ewig. Nichts beginnt. Nichts endet. Danke, dass ich diese Reise erleben darf.
Fühlt sich minderwertig, hat Angst, ist verzweifelt, emotionale Wunden dürfen nicht heilen.	Ich spüre den heilenden Strom dieser Energie und bin jetzt voller Ruhe und Gelassenheit. Diese Ruhe tut mir gut und harmonisiert mein körperliches Dasein.
Wenn tief sitzende Verletzungen die Luft zum Atmen nehmen, Angst, Verzweiflung, emotionale Wunden können nicht heilen	Ich atme frische Lebensenergie in meine Lunge. Sie regeneriert sich und reinigt sich im göttlichen Fluss. Ich atme Glück, Frieden und Freude in alle meine Zellen ein.
Wenn der Fluss des Lebens gestört ist, Angst, Verzweiflung, seelische Wunden wollen nicht ausheilen.	Atmen ist Geben und Nehmen. Ich akzeptiere die universellen Gesetzmäßigkeiten und danke für die belebende Wirkung. Frische Lebensenergie strömt in mich.
Fühlt sich minderwertig, Angst, ist verzweifelt, Depressionen, Minderwertigkeitsgefühl, emotionale Wunden dürfen nicht heilen.	Ich entfalte meine Lunge, indem ich ganz bewusst jede Zelle meiner Lunge mit frischer Lebensenergie versorge. Lebenskraft strömt heilend ein und reinigend aus.
Es fließt nicht mehr, geistig-seelischer Konflikt, der sehr tief sitzt, kann nicht vergessen und nicht verzeihen, Angst	Ich spüre immer deutlicher, wie die universelle Kraft durch meine Lymphbahnen fließt und sie mit Licht und Liebe versorgt. Ich nehme diese Kraft in mich auf. Danke dafür!
Es fließt schon lang nicht mehr, geistig-seelischer Konflikt, der tief sitzt und ausbrechen will, kann nicht verzeihen, Angst	Ich liebe meine Mitmenschen, mein Umfeld und mich selbst. Mit dieser Liebe lasse ich reinigende Lichtkraft in mich einströmen. Alles wird durchflutet und richtet sich auf.

	Botschaft – was dir das Leben sagen will
Lymphe (Probleme mit der …)	Das Denken muss sich auf das Wesentliche zurückbesinnen. Verliere dich nicht im Außen, in deiner Gedankenwelt. Kehre um!
Lyssa-Viren-Infektion, s. Tollwut	
Magen-Darm-Beschwerden, chronische … (Kandidose)	Lerne, mit deinen Eindrücken fertig zu werden. Nimm dir nicht alles so zu Herzen. Nimm dich selbst nicht zu wichtig.
Magen-Darm-Geschwür	Richte deine Aufmerksamkeit auf etwas Schönes. Wenn du immer an die Unstimmigkeiten denkst, kann sich nichts ändern. Lass Veränderung zu!
Magenprobleme	Die Wandlung ist das Grundprinzip unseres Daseins. Stete Veränderung ist eine andere Bezeichnung für »Leben«. Vertraue dem, was kommt, und stelle dich dem Wandel.
Magersucht (Anorexie)	Liebe ist in allem. Wenn du keine Liebe bekommst, ist es an der Zeit, sie dir selbst zu geben. Entdecke sie in dir. Sie ist da. Überall.
Malaria, Wechselfieber	Es gibt Situationen, die nicht einfach sind, an denen du jedoch wachsen kannst. Stärke dich an dem, was schwierig erscheint. Du wirst sehen, dass dies möglich ist.
Mandelentzündung	Söhne dich mit dir und deinem Umfeld aus. Schau hin, was dir das Leben sagen will. Lass dir Zeit, um dich neu zu erfinden.
Manisch-depressive Erkrankung	Das Leben ist nicht immer einfach. Wenn du glaubst, es geht nicht mehr, suche nach einem Lichtblick. Halte nicht am »Elend« fest, sondern schau hin, was sich dahinter verbirgt.

Der wunde Punkt – Insuffizienz	Festgefahrene Konzepte umwandeln – was ich mir selbst sage
Wenn Belastungen nicht abtransportiert werden können, Unterbrechung des Lebensflusses, Wut und Zorn, verschlackt	Ich fließe mit dem Leben mit und lasse das los, was nicht mehr zu mir gehört. Alte Gewohnheiten und Programme weichen wie von selbst. Ich schaue nach vorne und vertraue auf das, was kommen mag.
Kann sich mit der Dynamik des Lebens nicht anfreunden, nervöse Unruhe, ist nicht im Gleichklang, tut sich schwer loszulassen	Ich erblicke mich und meine Umwelt im Glanz der Natur. Ich lasse die Schönheit des Lebens durch meinen Magen fließen. Ich segne diesen Fluss. Danke!
Harte Gedanken verhindern das Loslassen, frisst alles in sich hinein, ist mit dem Leben nicht einverstanden	Ich löse all meine Aufgaben kreativ und danke für die Unterstützung der himmlischen Kraft. Allein die Liebe heilt und allein der Liebe will ich mich öffnen und hingeben.
Große Furcht, Angst vor Veränderungen, will immer gut dastehen und gefallen, Probleme, die auf den Magen schlagen	Mein Magen nimmt alle Eindrücke von außen auf und verarbeitet sie mit besten Lösungen für mich und andere.
Schrei nach Liebe, lehnt sich ab, fühlt sich ungeliebt, Angst, Selbsthass, Selbstablehnung	Ich erwache immer mehr zu einer reifen Seele. Ich akzeptiere mein Frausein mit Verständnis und Freude. Ich blicke dem Leben mit Mut und Zuversicht in die Augen. Alles wird gut!
Wenn das Gleichgewicht mit der Natur und dem Leben gestört ist, befindet sich in einer Krisensituation oder konfliktreichen Umgebung	Ich danke meinen inneren Helfern für die Unterstützung und den Trost. Ich sehe einen gesunden Körper vor mir und pflege dieses Bild mehrmals täglich. Ja, so strahlend sieht mein Körper aus.
Erstickte Kreativität, unterdrückte Emotionen, Angst	Ich bin bereit, mich für Veränderungen zu öffnen, und begegne allen Menschen mit Liebe und Respekt. Danke für die Führung. Ich bin bereit, offen zu sein.
Weltflucht, Anbindung der Seele fehlt, verliert sich in seiner eigenen Welt, unterdrückte Emotionen	Ich atme Schönheit, Frieden und Harmonie ein und lasse sie in alle Zellen. Dort wecken sie mich auf, erheitern, beleben und animieren mich dazu, aktiv zu sein.

	Botschaft – was dir das Leben sagen will
Melanom, s. Hautkrebs	
Meningitis, s. Gehirnhautentzündung	
Meniskusverletzungen	Bewege dich wie ein Fluss, der jeden Tag anders ist. Er bleibt nicht stehen und denkt nicht nach. Er fließt einfach. Mach es ihm nach.
Menstruationsbeschwerden	Untersuche die Beziehung zu deinem »Frausein«. Das Leben will dich nicht bestrafen. Es ist da, um dir zu helfen. Wie steht es um deine Sexualität? Nimm sie natürlich an!
Migräne	Alle Menschen suchen die Liebe. Wenn du sie finden möchtest, wende dich jeden Tag mindestens einmal kurz nach innen. Liebe heilt.
Milz (Probleme mit der …)	Gedanken sind wertvoll. Sie helfen zu überleben. Um wirklich zu leben, braucht es aber etwas anderes. Halte Ausschau nach deinem emotionalen Herz.
Mittelohrentzündung	Konflikte lösen sich nicht gleich auf, wenn man nicht mehr an sie denkt, aber sie beginnen, sich abzuschwächen. Was nicht mehr so stark ist, lindert den Kummer.
Morbus Basedow (Autoimmunerkrankung d. Schilddrüse) s. Schilddrüsenüberfunktion	
Morbus Bechterew, s. rheumatische Erkrankung	
Morbus Crohn, s. Darmerkrankungen	
Morbus Parkinson, s. Parkinsonkrankheit	
Morbus Schaumann-Besnier, s. Lungenprobleme	
Morbus Scheuermann, s. Rückenerkrankung (deformierende …)	
Multiple Sklerose (MS)	Gib deine schmerzhafte und starre Haltung auf. Lass Ablehnung und Ängste los. Sie gehören nicht zu dir! DU bist hinter dieser Haltung. Du bist unendlich groß und stark. Erkenne das!

Der wunde Punkt – Insuffizienz	Festgefahrene Konzepte umwandeln – was ich mir selbst sage
Unbeweglichkeit, richtet sich nach außen, anstatt sich innerlich zu erforschen, starr, stur, wütend	Ich gebe mich dem Lebensstrom hin und schwimme in die Richtung, die für mich stimmig ist. Ich vertraue dem Leben, dass es meine Richtung kennt und weiß, was mir guttut.
Lehnt die eigene Weiblichkeit ab, Schuldgefühle, Angst, glaubt an Sünde, Eigenwilligkeit	Gern bin ich eine einzigartige Frau und bringe dies mit vollendeter Eleganz zum Ausdruck.
Abneigung, innerlich getriebene Rastlosigkeit, krankhafte Gedanken, mangelnde Liebe	Ich denke, spreche und handle ab heute in allen Lebenssituationen harmonisch und gelassen. Ich bin dankbar, einen klaren und freien Kopf zu haben.
Ist von etwas besessen, verliert sich in seiner Gedankenwelt	Ich denke und handle tief aus meinem Herzen. Alles fließt harmonisch und liebevoll. Freude erfüllt mich und mein Herz. Es lacht. Ich bin dankbar für diese Erfahrung.
Der Bereich, der nicht gehört werden will, hat sich »zugespitzt«, ungelöste Konflikte	Ich spüre, wie eine tiefe Liebe und Harmonie mein ganzes Sein erfüllt. Wie schön ist es, wenn man weiß, dass alles gleichwertig ist. Ich höre genau hin, was das Leben mir zu sagen hat.
Unbeweglich, Starrheit, zeugt von einer verhärteten Geisteshaltung, meist sehr herzliches Wesen und nur selten »kalt«	Starrheit weicht und Leichtigkeit hält Einzug. Mein Verstand und meine Gefühle sind im Einklang und das tut meinem Körper gut.

	Botschaft – was dir das Leben sagen will
Mundgeruch	Nimm dir jeden Tag Zeit, dich zu besinnen. Sende allen Menschen, die du nicht so gern siehst, liebevolle Gedanken. Tu es für dich !
Mundrose (Periorale Dermatitis)	Lass dich nicht leben, sondern lebe dein Leben so, wie es für dich stimmt. Passe dich stilvoll an, aber ordne dich nicht unter.
Mundschleimhaut (Veränderungen der …)	Sanfte Worte, Gedanken und Taten können Bitterkeit aufweichen. Lass das auf dich wirken. Entscheide immer nach deiner Intuition, sie weiß, was für dich gut ist.
Muskelkrämpfe	Hinterfrage deine Absichten und ergründe die Motivation. Schaue hin, woher die Beweggründe kommen: Aus dem Denken oder aus dem Herzen? Letzteres zählt.
Muskelschwund	Der Körper fordert dich auf, aktiv zu sein. Dein Geist hat dieselben Ambitionen. Stärke dein Selbstvertrauen – Schritt für Schritt wird es gelingen!
Mykose, s. Infektionskrankheit durch Pilze	
Myokarditis, s. Herzmuskelentzündung	
Myom, s. Frauenleiden	
Myome, s. Gebärmutterwucherungen	
N Nabelbruch	Sieh die Dinge nicht so verbittert und ernst, sieh sie mit dem Herzen. Nur das Herz sieht die Wahrheit. Die Sicht des Verstandes ist getrübt. Überprüfe das und vertraue auf dein Inneres.
Nackenschmerzen	Wohin richtest du deine Aufmerksamkeit? Wer sie nur auf Negatives richtet, tut sich selbst nichts Gutes. Ziele erreicht man mit Flexibilität und Nachgiebigkeit.

Der wunde Punkt – Insuffizienz	Festgefahrene Konzepte umwandeln – was ich mir selbst sage
Ist auf jemanden nicht gut zu sprechen, faule Gedanken, die unausgesprochen bleiben und in einem gären	Meine Gedanken sind liebevoll, rein und klar. Diese Klarheit wirkt erfrischend und reinigt alle Ebenen meines Daseins auf eine wunderbare Art und Weise.
Lebt sein eigenes Leben nicht, fremdbestimmt, passt sich an	Ich nehme mein Leben in die Hand und erlaube mir, es so zu gestalten, wie es für mich stimmt. Danke, dass ich mich jetzt neu erleben darf.
Wenn sich der Mensch zum »Negativen« verändert, Verbitterung, Unfähigkeit, sich zu entscheiden	Ich bin flexibel und dynamisch. Ich entscheide mich aus meinem Inneren heraus und vertraue auf meine Intuition. Diese Kraft verändert mein ganzes Leben. Ich fühle mich stark.
Eine innere Verkrampfung, die häufig mit dem Erreichenwollen eigener Ziele zusammenhängt, denkt einseitig	Mein Denken und Handeln sind ab heute von Harmonie erfüllt. Ich achte das Leben, mich und meine Mitmenschen gleichermaßen. Diese Achtung macht mich frei.
Will sich im Bewusstsein nicht mehr weiterentwickeln, der Mensch »zieht sich zurück«, betrifft meist ältere Personen	Ich gehe aktiv und mit Bestimmtheit in den Tag: Ich mache alles, was zu tun ist, sofort und erfülle meine Aufgaben souverän und ordentlich. Ich gebe mein Bestes und danke dafür.
Etwas – im persönlichen Bereich – ist kaputt gegangen, Verletzungen, irreparabler Schmerz, fühlt sich ungeliebt, enttäuscht	Meine Gedanken und Worte sind auf das Einswerden konzentriert. Ich genieße mein Leben mit dieser liebevollen Sicht, die mir guttut und auch meinem Körper dabei hilft, im Einklang zu sein.
Ist nicht bereit, Konflikte aus einem anderen Blickwinkel zu sehen, Sturheit, ist hartnäckig, unbeweglich und »steif«	Ich bin mir meiner seelischen Kraft und Stärke bewusst. Ich lenke meine Aufmerksamkeit auf die lichtvollen Seiten des Lebens. Der Schatten darf hier sein, aber ich schenke ihm keine Beachtung mehr.

	Botschaft – was dir das Leben sagen will
Nagelbettentzündung (Panaritium)	Leben ist Liebe. Da ist nichts außer Liebe. Das, was wir ein Problem nennen, erscheint lediglich als Ergebnis einer einseitigen Sichtweise. Es IST nicht! Erforsche das und erlaube dir, etwas tiefer hinzusehen. Der Einsatz deiner »Krallen« ist nicht nötig.
Nägelkauen	Wut und Zorn sind nicht ungesund, wenn man sie rauslässt, ohne sie an anderen abzureagieren. Der »Schrei« im Auto während der Fahrt kann Wunder wirken! Nimm das Leben an!
Nasenbluten	Das Leben liebt dich, also beginne damit, auch dich selbst zu lieben. Gehe liebevoll und voller Respekt mit dir um! Du hast es verdient.
Nasennebenhöhlen-entzündung (Sinusitis)	Es gibt keine »schlechten« Menschen, nur Menschen, die andere als solche bezeichnen. Meditiere über diesen Satz.
Nebenhöhlenkatharr	Es ist wunderbar, dass jeder die Welt anders sieht – das macht die Vielfalt Gottes aus. Denke über diesen Satz nach und lasse ihn in dein Herz hinein.
Nebennierenprobleme (Addisonische Krankheit)	Leg deine Negativität ab. Lass sie hinter dir! Und dann wende dich dir selbst zu und entdecke deine Größe und Einzigartigkeit.
Nebennierenrinden-Insuffizienz	Das Leben hat seine eigene Dynamik. Vertraue darauf, dass alles in Ordnung ist, und erwarte nichts, dann wirst du auch nicht enttäuscht.
Nebenschilddrüsen-Überfunktion	Du lehnst dich selbst ab, glaubst daran, dass Erfolg schlecht ist. Gedanken machen dich glauben, minderwertig und nicht gut genug zu sein.

Der wunde Punkt – Insuffizienz	Festgefahrene Konzepte umwandeln – was ich mir selbst sage
Schwierige Lebenssituationen, Aggressionen, fühlt sich von Personen angegriffen, »Das Leben meint es nicht gut mit mir.«	Sanft begegne ich dem Leben. Ich lasse Aggressionen frei, aber nicht in Richtung meiner Mitmenschen, sondern im Stillen für mich. Dort dürfen Wut und Zorn abfließen und anstelle von Härte darf Liebe mit all ihrer Weichheit mein Herz erfassen.
Widerstände, Aggressionen gegen andere oder Umstände, die man ausgleichen will, Wut, Zorn	Ich lasse meinen Emotionen freien Lauf. Ich schreie mir alle meine Belastungen von der Seele und schaffe mir neuen Lebensraum. Dieser Raum ist heilig und schenkt mir Liebe und Zuversicht.
Verlangen nach Anerkennung, fühlt sich vernachlässigt, Schrei nach Liebe, fühlt sich minderwertig und oft auch nichtsnutzig	Ich akzeptiere das Leben mit all seinen Gegebenheiten. In ihm sehe ich Lösungen und Erlösung für meine begrenzte Sicht. Ja, ich öffne mich jetzt einer klaren Sicht, die neutral und stimmig ist.
Gereiztheit in Bezug auf eine nahestehende Person, Widerstände	Alle Lebewesen sind Ausdruck von Einheit. Alle haben dort ihren Ursprung und sind damit gleich. Unterschiede entstehen ausschließlich durch meine individuelle Sichtweise. Alle Menschen sind Liebe, nichts als Liebe. Diese Einsicht nehme ich dankbar an.
Ist nicht bereit, das »Anderssein« der Menschen in seinem Umfeld zu akzeptieren, will seine Meinung durchsetzen	Jeder sieht die Welt anders. Jeder hat recht, doch keiner sieht die Wirklichkeit. Die Wirklichkeit wohnt hinter der Welt und ich öffne mich ihr, um Liebe zu empfangen. Ich weiß, dass allein die Liebe wertvoll ist.
Hat sich selbst vergessen, unterdrückt sich, ist furchtsam, »Miesmacherei«	Ich sehe die Dinge positiv. Danach gehe ich über diese Sicht hinaus und lasse mich in die Neutralität hineinfallen. Sie ist der Anker meines Lebens. Dort bin ich aufgehoben und frei.
Reagiert über, ist oft enttäuscht und nicht einverstanden mit dem, was geschieht	Danke für die vielen Enttäuschungen. Sie zeigen mir, dass ich mich getäuscht und das Leben verworren gesehen habe. Ich sehe es nun klar und erwarte nichts mehr. Ich lasse mich vom Leben überraschen.
Widerwillen, gegen den Erfolg im Leben	Ob Erfolg oder Misserfolg, beides sind Seiten ein und derselben Medaille. Dessen bin ich mir jetzt bewusst und auch, dass ich ein wertvoller Mensch bin, so wie ich bin.

	Botschaft – was dir das Leben sagen will
Nekrose (Absterben einzelner Glieder)	Werde dir der Kraft deiner Gedanken bewusst. Sie richten sich gegen dich. Willst du das?
Nervenleiden (Amyotrophe Lateralsklerose)	Entspanne dich und sei offen zu dir selbst. Dann wird auch die Kommunikation funktionieren. Scheue dich nicht, dich auszudrücken. Du kannst das!
Nervenschmerz (Neuralgie)	Schuld ist ein Dogma. Es gibt keinen Schuldigen, es sei denn, jemand fühlt sich oder bezeichnet sich oder andere als solchen. Lass diese Einbildung los. Es hat alles seine Ordnung.
Nervosität	Fürchte dich nicht. Es gibt eine Kraft, die dich lenkt. Vertraue!
Nesselausschlag	Aufrichtigkeit ist eine große Tugend. Wer das Leben und sich selbst nicht so wichtig nimmt, hat auch weniger Grund zu Ärger. Lass los, was dich tangiert.
Netzhautablösung	Eine klare Sicht hat man, wenn man mit dem Herzen sieht. Tausche die Sicht des Denkens gegen die Herzenssicht und du wirst der Welt anders begegnen.
Neuralgie, s. Nervenschmerz	
Neurodermitis, s. Ekzeme	
Neurose	Gehe offen auf das Leben zu! Hab keine Angst. Es trägt dich, wenn du es nur lässt.
Nierenbeckenentzündung	Blicke nicht nach vorne und auch nicht zurück. Lebe den Augenblick. Dort ist das, was dich bedrückt, gar nicht vorhanden, da es nur in deinen Gedanken existiert.

Der wunde Punkt – Insuffizienz	Festgefahrene Konzepte umwandeln – was ich mir selbst sage
Harte Gedanken und Handlungen, Selbstvernichtung durch Nichtakzeptanz, Realitätssinn fehlt	Harte Gedanken dürfen abfallen, harte Handlungen lasse ich hinter mir. Ich begegne dem Leben jetzt weicher, voller Zuversicht und Vertrauen. Es gibt keinen Grund, traurig zu sein. Das Leben ist schön!
Nerven stehen für die Kommunikation, Egozentrik, innere Unruhe, Angespanntheit, unaufgearbeitete Vergangenheit	Ich entspanne mich. Mein seelisches Gleichgewicht stabilisiert sich. Meinem Leben fehlt Freude und Dankbarkeit. Ich lade beides zu mir ein und bitte um Führung, beides vollkommen in mich aufnehmen zu können.
Fühlt sich schuldig, fühlt sich betroffen, steht nicht zu sich, Angst	Unordnung wandelt sich jetzt in Ordnung. Es hat alles seine Richtigkeit. Es gibt nichts zu ändern außer meiner Sicht, die jetzt liebevoller, weiter und klarer wird. Ich danke dem Leben für die Führung.
Ängstlichkeit, Furcht, traut dem Leben nicht, fehlender Selbstwert	Angst darf jetzt weichen. Ich vertraue dem Fluss des Lebens und schaue mir die Angst an. Ich entdecke darin ein Gefühl, das zwar unangenehm ist, mir aber nichts tut. Ich bin beschützt.
Kleine versteckte Ängste, neigt zu Übertreibungen, sieht in allen Kleinigkeiten gleich ein Problem	Ich lasse das los, was nicht mehr zu mir gehört. Alle Unstimmigkeiten fließen ab, Liebe fließt in mich hinein. Ich nehme mir jeden Tag Zeit, in mich hineinzusehen. Danke für die Beständigkeit und Führung.
Will etwas nicht sehen, verwehrt sich der Sicht	Ab sofort sehe ich das Leben klar. Trübe Gedanken dürfen weichen und verschleiern meine Sicht nicht mehr. Alles ist in bester Ordnung. Das sehe ich jetzt!
Krankhafter Tick, steht für Schrei nach Aufmerksamkeit, weiß sich nicht zu helfen, fühlt sich oft verfolgt oder beobachtet	Ich vertraue mich dem Leben an. Ich bitte um Kraft und Mut, in diesem Leben mein Bestes zu geben. Ich segne das Leben und danke für die Führung und Liebe.
Überreaktion auf Enttäuschungen und Versagen, wenn Belastungen unverarbeitet bleiben	Meine Nieren haben die Aufgabe, in meinem Körper die flüssigen Stoffe zu filtern, zu reinigen und zu entgiften. Sie scheiden alles nicht mehr Benötigte aus und das tue ich jetzt auch – geistig!

	Botschaft – was dir das Leben sagen will
Nierenentzündung, s. Entzündungen	
Nierenprobleme	Enttäuschungen sind ein Geschenk. Versagen auch. Daraus kannst du viel lernen. Versagen bedeutet nur, dass etwas nicht geklappt hat. Na und? Es geht voran!
Nierensteine	Lass deine Wut und deine Aggressionen los. Verabschiede dich von deiner Härte, damit deine Weichheit Einzug halten kann.
Nierenversagen	Es ist jetzt an der Zeit loszulassen. Alle negativen Emotionen gehören dir nicht, also lass sie ziehen. Halte sie nicht fest.
Nikotinabhängigkeit, s. Sucht	
O Ödem, s. Flüssigkeitsansammlung	
Offener Rücken	Versuche, nach innen zu gehen und dich mit dir und der Situation auszusöhnen. Sei dankbar, dass du so viel Hilfe um dich hast.
Offenes Bein	Sanftmut ist der Schlüssel zum Glück. Wenn du liebevoll auf andere zugehst, wird sich etwas von Grund auf ändern.
Ohnmachtsanfall	Vertraue auf das Leben. Das, was dich »umhaut«, macht dich nur stärker. Glaube an dich!
Ohrensausen	Vieles, was dir zu Ohren kommt, stimmt nicht mit deiner Sicht überein. Muss es auch nicht. Es gibt unendlich viele Meinungen und alle sind, individuell gesehen, richtig.
Ohrenschmerz (Otitis)	Akzeptiere andere Meinungen. Auch wenn der andere nicht recht hat, so erlaube ihm seine Aussagen. Du kannst immer etwas lernen! Das ist Demut.

Der wunde Punkt – Insuffizienz	Festgefahrene Konzepte umwandeln – was ich mir selbst sage
Reagiert wie ein Kleinkind, Scham, Enttäuschung, kann keine Kritik vertragen, vieles geht auf die Nerven	Ich erkenne die wahre Aufgabe meiner Nieren und säe damit liebevolle Gedanken, die reinigend wirken. Meine Niere darf stark sein und Vitalität darf mich erfüllen.
Unaufgelöste Brocken von Wut, emotionale Verhärtung, oft auch im zwischenmenschlichen Bereich/Partnerschaft	Meine Nieren sind jetzt und immer von einem heilenden Energiestrom der Liebe, des Friedens und des Heilseins durchflutet. Sie arbeiten einwandfrei. Ich segne sie.
Unaufgelöste Themen haben ihren Höhepunkt erreicht, es eskaliert, das Fass kommt zum Überlaufen	Ich akzeptiere die Situation mitsamt ihren Gegebenheiten und sehe in Ihnen Lösung und Erlösung meiner Fehlsicht. Ja, ich öffne mich jetzt einer klaren Sicht, die neutral und stimmig ist.
Meist ins Leben mitgebrachte unverarbeitete und tiefe Wunden	Alte Situationen und Verletzungen dürfen sich jetzt aus meinem Leben verabschieden. Ich entlasse sie mit großer Dankbarkeit und Freude.
Ist bereit auszuteilen, fügt anderen Verletzungen zu, respektlos, angriffslustig	Ich sehe die Welt mit anderen Augen und begegne ihr mit Respekt und Liebe. Ich freue mich auf das, was kommt, und lasse mich überraschen.
Bewältigt die Situation nicht mehr und steigt aus, Angst, Schutzmechanismus, alles wird zu viel	Ich gebe mich ganz hin und weiß, dass ich Vertrauen haben kann. Ich gebe mein Sicherheitsdenken auf und halte an nichts fest. Das Leben selbst ist mein Halt und ich bin darin gut aufgehoben.
Weigerung zu lauschen, ist verbohrt, hört nicht auf seine innere Stimme	Ich höre hin, was mir das Leben zu sagen hat. Ich lausche der Stimme in mir und vertraue mich dieser Führung an.
Wut, will nicht zuhören, nichts läuft harmonisch (oft bei Kindern, wenn Eltern streiten)	Ich bin bereit, von allen Lebewesen etwas zu lernen. Die Katze lehrt mich Geduld. Der Vogel lehrt mich Unbeschwertheit. Der Fluss lehrt mich Hingabe. Danke, dass ich das alles sehen und hören darf.

	Botschaft – was dir das Leben sagen will
Ohrgeräusche (Tinnitus)	Höre, was das Leben dir sagen will. Es meint es gut mit dir. Du kannst deine Widerstände sein lassen und den anderen so akzeptieren, wie er ist.
Osteomyelitis, s. Knochenprobleme	
Osteoporose, s. Knochenschwund	
Osteosarkom, s. Knochenkrebs	
Otitis externa, s. Lymphknoten- oder Parotisabszess	
Panaritium, s. Nagelbettentzündung	
Panikattacken (plötzliche Angstzustände)	Hinter der Angst wohnen Liebe und Vertrauen, die darauf warten, von dir entdeckt zu werden. Es ist an der Zeit, über die illusorische Sicht hinauszugehen und nicht an der Oberfläche, in dem, was du siehst, stecken zu bleiben.
Pankreaskarzinom, s. Bauchspeicheldrüsenkrebs	
Pankreatitis, s. Bauchspeicheldrüsenentzündung	
Parasitenbefall	Lebe im Gleichklang mit dem, was dich umgibt und das Leben dir schenkt. Sei einfach hier und lebe dein Leben voller Vertrauen und Zuversicht.
Parkinsonkrankheit (Morbus Parkinson)	Lass los, was nicht zu dir gehört. Sieh das Leben mit dem Herzen und alles wird gut. Das Denken macht dein Leben kompliziert. Räume ihm nicht so viel Macht ein.
Parodontitis, s. Zahnfleischentzündung	
Paruresis, s. Wasserlassen (Probleme beim …)	
Perikarditis, s. Herzbeutelentzündung	
Periorale Dermatitis, s. Mundrose	
Pertussis, s. Keuchhusten	

Der wunde Punkt – Insuffizienz	Festgefahrene Konzepte umwandeln – was ich mir selbst sage
Psychische Überbelastung, kann viel nicht mehr hören, stellt sich taub, bei zu viel Stress, auch bei unverarbeiteten emotionalen Belastungen	Mit Respekt begegne ich meinen Mitmenschen und höre hin, was sie zu sagen haben. Ich spreche erst dann, wenn ich an der Reihe bin, und weiß um die heilende Wirkung des Schweigens.
Fehlendes Vertrauen in den Lebensfluss, Urängste, starke Kopflastigkeit, trägt alte Belastungen mit sich, hält an der Illusion fest	In Wahrheit bin ich Liebe und Vertrauen. Daher öffne ich mich nun der Weite und Grenzenlosigkeit.
Nimmt alles in sich auf, starke Kopflastigkeit, neigt zu Übertreibungen	Gedanken, die hart, lieblos und oberflächlich sind, dürfen weichen. Ich lasse diese Gedankenströme los und spüre in mein Herz. Ich weiß, was es mir sagen will und das lebe ich auch!
Will das Leben kontrollieren, hat Angst, versucht, an seiner Sicht und seinen Idealen festzuhalten, kann nicht loslassen	Ich bitte um Mut, Stärke und Kraft, um mich mit mir, meinem Umfeld und der Situation auszusöhnen. Ich bin stark und stelle mich dem Leben. Danke für Vertrauen und Führung.

	Botschaft – was dir das Leben sagen will
Pfeiffersches Drüsenfieber (Virus-Erkrankung)	Das Leben hat seine eigene Dynamik! Vertraue darauf. Lebe deine Bedürfnisse und untergrabe sie nicht. Sie sind wertvoll und möchten gelebt werden.
Phlebitis, s. Venenentzündung	
Phobien (zum Beispiel Angst vor Spinnen et cetera)	Handle spontan, aber nicht unüberlegt. Entscheidungen müssen sich entwickeln und haben etwas mit Reife zu tun. Wie sieht es mit deiner Reife aus?
Pickel	Das Leben und seine Umstände sind dann rein, wenn du es auch bist. Das Leben spiegelt dein Sosein und ein Blick in den Spiegel zeigt dir deine innere Reinheit auf. Kläre deine Gedanken und Einstellungen.
Pilzinfektion (Candida)	Gedanken machen das Leben mühsam und schwer. Das muss aber nicht sein. Denke positiv. Denke schön. Denke wenig. Denke nur das, was sich gut anfühlt, alles andere kannst du ab sofort hinter dir lassen.
Plattfuß (Fußfehlstellung)	Gehe aufrecht durch das Leben! Deine innere Haltung und dein Handeln, Fühlen und Sprechen sind für die Umstände verantwortlich. Sie zu zähmen und sorgfältig auszuwählen, ist äußerst sinnvoll und wird dein Leben verändern.
Poliomyelitis, s. Kinderlähmung	
Polypen (Geschwulst oder Ausstülpung der Schleimhaut)	Achtsamkeit und Liebe möchten in deinem Leben einen Platz finden. Richte deine Aufmerksamkeit nach innen. Im Außen kannst du keine Veränderung erzielen. Sie geschieht dann, wenn du dich innerlich einer Wandlung unterziehst.
Prostataprobleme	Du bist stark und ewig. Das, was in dir wahrhaftig ist, ist alterslos und gesund. Es ist das, was du erforschen kannst, es ist unser aller Aufgabe, dies zu tun. Alles andere ist zweitrangig.

Der wunde Punkt – Insuffizienz	Festgefahrene Konzepte umwandeln – was ich mir selbst sage
Angespannte, überhitzte Lebenssituation mit emotionaler Verwirrung, lebt nach Kriterien, »wie es für alle am besten ist«, und untergräbt sich dabei, starker Denker	Ich gebe mich dem Leben hin. Alles, was nicht zu mir gehört, darf sich jetzt endgültig von mir verabschieden. Mein Bewusstsein ist weit und dehnt sich ins Unendliche aus. Ich bin frei.
Unbewusstheit, Ängste, handelt oft unbedacht und voreilig	Ich darf sein, wie ich bin, und lasse meine Ängste zu. Ich sehe sie mir an und durchlebe sie. Dabei erkenne ich, dass mir nichts passieren kann. Ich bin in Sicherheit und lasse jetzt alles los, was mich ängstigt und schwächt.
Gedankliche, emotionale und nahrungsbezogene Unreinheiten, die sich auf die Haut auswirken, es will etwas »raus«, kleine geistige Entzündungsherde	Ich lebe im Einklang mit dem, was ist, und komme mit mir selbst ins Reine. Alles ist im Fluss und es ist okay, wie es ist. Danke, dass ich ab jetzt klarer sehen kann.
Starker Denker, übernimmt gern andere Programme, kann stur und eigensinnig sein, beurteilt und verurteilt häufig	Gedanke dürfen weichen, die hart, lieblos und oberflächlich sind. Ich lasse diese Gedankenströme los und spüre in mein Herz. Ich weiß, was es mir sagen will, und das lebe ich auch!
Wenn der Gang durch das Leben nicht optimal ist, Körperhaltung beziehungsweise Lebenshaltung beschränkt, etwas bedrückt	Eine aufrechte Haltung prägt mein Leben und schenkt mir Geradlinigkeit und Geschmeidigkeit. Das Leben trägt mich und schenkt mir Halt und Stütze. Ich danke für diese Liebe, die ich in meinem Herzen spüren kann.
Spannung und Streit (meist familiär), wenn sich das Kind nicht willkommen fühlt, Eingliederungsprobleme, fühlt sich nicht geliebt	Spannungen weichen aus meinem Leben und Streitigkeiten lasse ich ruhen. Ich lege es nicht mehr darauf an, recht zu behalten. Jeder hat aus seiner Sicht recht und sieht die Dinge mit seinen Augen. Ich sehe jetzt klar.
Mentale Ängste, welche die Männlichkeit schwächen, Probleme mit dem Altern	Ich lebe meine Männlichkeit und stehe zu mir. Wie auch immer ich bin, ich bin vollkommen in Ordnung. Es gibt keinen Grund, sich von der Vollkommenheit abzuwenden. Ich wende mich der Liebe zu.

	Botschaft – was dir das Leben sagen will
Psoriasis, s. Hautprobleme	
Psychose	Das Leben ist nicht das, wofür du es hältst! Glaube an dich und stärke dein Vertrauen! Es ist nichts in Unordnung, deswegen musst du nicht für Ordnung sorgen. Sei einfach du selbst und stehe zu dir.

Q

Querschnittslähmung	Ich bedanke mich für Vertrauen, Mut und Zuversicht. Mein Leben gehört nicht mir. Es gehört der universellen Kraft, und diese möchte ich erforschen. Ja, ich bin bereit, innerlich weiterzuschreiten und mich für Einsichten zu öffnen.
Quetschungen (Gewalteinwirkung auf Weichteile)	Fließe mit dem Leben und stelle dich nicht dagegen. Sei achtsam und habe Vertrauen, dass für dich gesorgt ist und stets das Richtige geschieht.

R

Rechte Körperseite, allgemein	Ist diese Körperhälfte im Ungleichgewicht, so ist das ein Anzeichen dafür, dass sie vernachlässigt wurde. Handle! Setze um, was getan werden will.
Restless-legs-Syndrom (Ruhelose Beine)	Vergangenheit existiert nur im Kopf. Wo sind Vergangenheit und Zukunft, wenn DU nicht an sie denkst? Morgen wird wieder Jetzt sein, so wie immer nur Jetzt ist. Ergründe diese Wahrheit. Es gibt sonst nichts zu tun.
Rheumatische Erkrankung (Morbus Bechterew)	Gott liebt dich. Was gibt es für einen Grund, dich selbst nicht zu lieben? Du bist so rein und wunderschön. Das erkennst du nicht im Spiegel, sondern wenn du dich in deinem Herzen betrachtest. Schaue nach innen. Es lohnt sich sehr!
Rhinitis, s. Heuschnupfen, Allergien allgemein, Pollenallergie	Alles, was dich umgibt, ist ein und dasselbe wie du! Erkenne, dass niemand alleine leben kann, die Gemeinschaft zählt!

Der wunde Punkt – Insuffizienz	Festgefahrene Konzepte umwandeln – was ich mir selbst sage
Wahrnehmungsstörung, starke Ängste, realitätsfremde Programme, die überhandnehmen, Persönlichkeitsstörung (oft auch Menschen mit geistigem Potenzial)	Ich weiß, dass ich tief in mir in Ordnung bin, und in diesen Tiefen will ich mich neu entdecken. Dort wohnt ein wacher und gesunder Geist. Ich bedanke mich für die Führung und die Hand, die mich hält, wenn ich strauchle.
Wenn das Starre stärker ist als das Weiche, wird Liebe und Akzeptanz »erzwungen« (körperliche Unbeweglichkeit kann das Geistespotenzial überdurchschnittlich beleben)	Nur Gott weiß, was gut für mich ist. Ich lege mein Leben in seine Hand. Voller Vertrauen und Zuversicht weiß ich um seine Unterstützung, die ich jederzeit in mir abrufen kann.
Unachtsamkeit, Hinweis darauf, Blockaden zu lösen, will nicht hinsehen, kleine Schläge und Unstimmigkeiten, die sich hier auswirken	Ich habe Vertrauen und stelle mich dem Leben. Widerstände dürfen weichen. Eine allumfassende Kraft umsorgt und umhüllt mich. Danke, dass ich mir keine Sorgen zu machen brauche.
Das männliche Prinzip, das Formgebende, das Handelnde, das Denkende, die maskuline Seite	Das männliche Prinzip formt mein Leben und gibt ihm eine Richtung. Wegweisend und zielorientiert ist diese Kraft, die ich nun ganz zum Ausdruck bringen kann.
Angst vor der Zukunft, will nicht voranschreiten, das Leben nervt und strengt an, kümmert sich mehr um das Körperliche als um das Geistige	Ich lebe nur im Jetzt. Was einmal war oder sein wird, ist jetzt nicht von Bedeutung. Ich wende mich dem Licht in mir zu. Schatten dürfen weichen.
Chronische Verbitterung, Mangel an Selbstliebe, kontrolliert gern, Groll, Verbitterung	Ich lasse alles los, was mich bedrückt und meinen Kopf so schwer macht. Ich lebe im Jetzt und lasse negative Gedanken an mir vorüberziehen. Sie nisten sich nicht mehr ein. Sie kommen und gehen und das ist gut.
Kontaktprobleme, kann Nähe nicht zulassen, sondert sich innerlich ab, lebt in Widerständen	Ich öffne mich für mein Leben und meine Mitmenschen. Ich begegne allen offen, mit Liebe und Respekt.

	Botschaft – was dir das Leben sagen will
Rotlauf (Erysipel) auch Wundrose genannt	Das Leben schwächt dich nicht, sondern du schwächst dich mit deinen Gedanken. Wie du über etwas denkst, so wird es sein. Sieh hin und erkenne, dass es die Welt gut mit dir meint.
Rückenerkrankung (deformierende …, Morbus Scheuermann)	Schuld ist ein Gedankenkonstrukt, das nur in deiner Vorstellung existiert. Alles hat seine Ordnung und alles ist so, wie es ist, im Einklang mit sich selbst. Im Außen betrachtet mag das anders aussehen, deswegen gehe tiefer und schau nach innen.
Rückenschmerzen, s. Ischias	
Ruhr, bakterielle	Angst ist das Gegenteil von Liebe. Wo Liebe ist, muss Angst weichen. Damit meine ich aber nicht die Zuneigung zu anderen, sondern die allumfassende Liebe, welche die Basis allen Lebens ist. Erforsche das!
Scheidenpilz	Voll Liebe und Wärme ist deine Weiblichkeit eingebettet in den Lebensfluss, erkenne dies und nimm es dankbar an.
Schielen, s. Hornhautverkrümmung	
Schienbeinverletzung	Härte und Starrsinn bringen den Menschen nicht weiter, sie schwächen ihn. Vertraue dir und lass es zu, dass liebevolle Aspekte in dir zur Entfaltung kommen.
Schilddrüse (Autoimmunerkrankung der …, Morbus Basedow)	Wer bereit ist zu kämpfen, dessen Lebensumstände können durchaus kriegerische und sehr verletzende Aspekte annehmen. Nachgiebigkeit nährt Harmonie und macht das Leben geschmeidig.
Schilddrüsenüberfunktion	Komme zur Ruhe und gehe an einen Ort, wo du durchatmen, entspannen und dich befreien kannst. Wovon? Von all den Vorstellungen und Meinungen, die du als real ansiehst. Sei mutig und stelle dich dem Leben.

Der wunde Punkt – Insuffizienz	Festgefahrene Konzepte umwandeln – was ich mir selbst sage
Geschwächte Lebenssituation, hat die Kontrolle verloren, fühlt sich hilflos, fühlt sich als Opfer oder sieht sich schnell als solches	Ich denke nicht mehr so viel nach, sondern übergebe dem Leben das Ruder. Ich lege meinen Willen ab, der göttliche Wille soll mich führen. Nur er weiß, was gut für mich ist, und ich vertraue darauf.
Trägt etwas mit sich herum, das zu schwer geworden ist, Schuldgefühle, aufrechte Lebenshaltung fehlt, glaubt, nicht genug unterstützt und geliebt zu werden	Was auch immer mich tangiert, ich lasse es jetzt los, ohne es zu benennen. Ich muss nichts wissen und nichts verstehen. Das Leben lebt sich von selbst und ich beobachte, wie es verläuft und was sich in mir bewegt.
Ängste, starke Wut, Hoffnungslosigkeit	Angst darf jetzt endlich aus meinem Leben weichen. Ich öffne mich der Liebe und schaue dorthin, wo es licht und von schweren Gedanken befreit ist. Ich erkenne das, was mich stärkt, und sehe über Schwächendes hinweg.
Abneigung gegen das Frausein, Bezug zur Körperlichkeit disharmonisch	Weiblichkeit, Zärtlichkeit und Wärme sollten nicht nur Worte bleiben. Ich integriere sie in mein Leben und öffne mich, um sie hereinzulassen. Endlich habe ich das Klopfen gehört. Danke, dass ich mich entfalten darf.
Will sich durchsetzen und das Leben selbst bestimmen, verletzt sich durch ein starkes Ego selbst	Liebevolle Aspekte entfalten sich und fließen zu mir. Alles, was hart und unbeugsam ist, verabschiede ich jetzt. Ich lade so das Licht zu mir ein, mein Leben völlig neu zu gestalten.
Bereit zu kämpfen, unterdrückt Hass und Aggressionen, hat Angst, Verantwortung zu übernehmen, seelische Belastungen, die über eine lange Zeit anhalten	Ich beende den Kampf und verabschiede alle Rollen und Fehlsichten endgültig. Ich bitte um Klarheit und begegne der Welt wohlgesinnt und mit offenem Herzen. Danke für die Führung.
Ist ständig in Alarmbereitschaft, Feindseligkeit wird unter den Teppich gekehrt, will unabhängig sein, Ängste	Ich gehe in mich und entspanne mich. Ich kehre zu meinem Ursprung zurück. Ich bejahe jetzt, was ist, denn das, was kommt, ist jetzt nicht wichtig.

	Botschaft – was dir das Leben sagen will
Schizophrenie, s. auch Psychose	Es gibt da zwei in dir, das Positive und das Negative. Diese zwei Seiten sind in jedem Menschen vorhanden. Du hast auch schon einmal Bekanntschaft mit dem gemacht, was der Ursprung dieser zwei Dinge ist. Darin liegt die Lösung.
Schlaflosigkeit	Ruhe und Entspannung sind wichtig, damit es deinem Körper gut geht. Er ist die Basis, damit Leben funktionieren kann. Nimm dir den Raum, um Stille zu erfahren. Du hast genug Zeit, um dich dir selbst zu widmen.
Schlafsucht (Hypersomnie)	Lebenskraft ist in allen Lebewesen vorhanden. Wenn sie dir abhanden gekommen ist, dann bitte darum, sie wieder zu erhalten. Gehe in dich und schaue so lange in die Leere, bis du darin die Antwort gefunden hast. Sie liegt in dir.
Schlaganfall	Nun ist es an der Zeit, das alte Leben zu überdenken. Du hast die Kraft, dich zu regenerieren. Gib nicht auf! Glaube an dich und an deine Kräfte!
Schleimbeutelentzündung	Emotionen können den Menschen zermürben und ihn sogar körperlich außer Gefecht setzen. Wenn dies möglich ist, so können sie im umgekehrten Fall auch zur Heilung eingesetzt werden. Denke heilende Gedanken, um zu gesunden.
Schluckauf	Das Leben läuft dir nicht davon. Du kannst nicht zu kurz kommen. Vertraue und genieße das, was das Leben dir gibt. Segne es und mache alles langsam. In der Langsamkeit wohnt eine heilende Kraft.
Schlüsselbeinbruch, s. Brüche	
Schmerzen (akute ...)	Schmerzen sind ein Zeichen dafür, dass Widerstände zu groß geworden sind. Der Körper möchte dir sagen, dass du deine Gedanken und deine Gesinnung ändern sollst.

Der wunde Punkt – Insuffizienz	Festgefahrene Konzepte umwandeln – was ich mir selbst sage
Persönlichkeitsspaltung, es leben zwei Seiten im Kopf des Menschen, starke Vorstellungskraft, verfälschte Wahrnehmung, Flucht, findet »den Ausweg« nicht	Ich bin, wie ich bin. Ich bin weder gut noch schlecht – ICH BIN. Ich nehme mich an, wie mich Gott geschaffen hat, und bitte um Klarheit und Unterscheidungskraft. Ich bin voller Vertrauen.
Kontrollfreak, zu viele Gedanken, hat Angst, lebt in ewiger Sorge, kann nicht abschalten	Ich gehe über das Positive und Negative hinaus und entdecke das, was dahinter ist. Sachlichkeit soll in mein Leben einkehren. Ich spüre eine Quelle voller Licht. Danke dafür.
Lebensflucht, Lethargie, stellt sich dem Alltag nicht, Antriebslosigkeit, fühlt sich zu schwach und nutzlos	Ich bitte um Lebenskraft und die bestmögliche Unterstützung, um mich neu zu orientieren und aufzutanken. Danke für Vertrauen, Kraft und Mut. All das kann ich von ganzem Herzen annehmen. Danke.
Widerstand, lehnt das Leben oder eine Situation ab, gibt auf, mitunter auch plötzlicher, einschneidender »Weckruf«, der alles zum Positiven wenden kann	Ich starte neu durch und setze alles daran, um wieder gesund zu sein. Ich gebe nicht auf. Jeder Tag ist neu und er gibt mir die Chance, mich zu stärken und zu erneuern. Ich vertraue auf meine Selbstheilungskräfte.
Unterdrückte Wut, lehnt sich gegen jemanden, etwas oder sich selbst auf, rastlose Gedanken	Entzündungsherde fließen ab und versiegen. Ich lasse sie hinter mir und sehe die Welt jetzt aus einer Distanz, ohne mich einzumischen oder mich zu wehren. Ich lasse zu, was kommt. Ich bin bereit.
Verschlingt das Leben, Ängste	Für alles, was ich denke und tue, ist der notwendige Raum vorhanden. Ich lebe im Einklang mit dem Leben und mit mir. Ich genieße den Alltag und mache alles bedachtsam und mit Ruhe.
Schuldgefühle, Belastungen, die zu groß geworden sind, Schmerzpunkte im Leben, die darauf warten, angesehen und ausgesöhnt zu werden	Ich atme in den Schmerz hinein und nehme ihn an. Ich bleibe nicht in ihm stecken, sondern erhebe mich über ihn. Ich sehe ihn so lange an und lasse ihn so lange zu, bis es Linderung gibt. Ich gebe nicht auf und verzage nicht.

	Botschaft – was dir das Leben sagen will
Schmerzen (anhaltende somatische ...)	Dauerhafte Schmerzen zeigen auf, dass es immer noch Widerstände gibt. Einsichten, um nachgiebiger zu werden, findest du nur in dir. Die Antwort auf Erlösung findest du im Herzen. Hingabe und Einsicht können dir dabei behilflich sein.
Schmerzen (chronische ...)	Dauerhafte Schmerzen zeigen auf, dass die Widerstände anhalten und du noch nicht nachgiebiger geworden bist. Einsichten findest du nur in dir. Nimm dir die Zeit, in dir das zu entdecken, was Hingabe und Einsicht ans Tageslicht bringt.
Schnupfen	Druck ist ein unnatürlicher Zustand. Warum setzt du dich unter Druck? Warum bist du so hart zu dir? Lerne dich kennen, um liebevoller mit dir umzugehen, dann können auch die Umstände liebevoller sein.
Schock	Du bist an einem Punkt angelangt, wo du dein Leben überdenken solltest. Sieh dir deine Gewohnheiten, Lebensumstände, Vorstellungen und Gedanken einmal näher an. Auch sie können schockierend sein. Werde weich und lege deine Härte ab.
Schulterschmerz	Du trägst Lasten mit dir herum. Hauptsächlich in Gedanken, aber auch emotional können sie sich sehr schwer anfühlen. Stell das Gepäck ab, bevor du unter der Last zusammenbrichst. Jetzt ist der Zeitpunkt dafür perfekt!
Schuppenflechte (Psoriasis)	Dein Umfeld meint es gut mit dir. Es gibt also keinen Grund, Angst zu haben und auf Distanz zu gehen. Es ist deine eigene Distanz, und wenn du Ablehnung fühlst, existiert sie nur in deinen Vorstellungen.
Schwerhörigkeit	Die Vergangenheit muss niemand mögen, da sie nur in Gedanken existiert. Lass sie los und söhne dich aus. Es ist an der Zeit, Einsicht zuzulassen und all das loszulassen, was nicht mehr zu dir gehört.

Der wunde Punkt – Insuffizienz	Festgefahrene Konzepte umwandeln – was ich mir selbst sage
Anhaltende Schuldgefühle, Belastungen, die sich zuspitzen, Schmerzpunkte, die ignoriert werden	Schmerzen weisen mir den Weg ins Licht. Der Weg scheint noch weit, doch der Schmerz wird mich leiten. Ich lasse mich tief in ihn hineinfallen und ergebe mich. Nun lasse ich ihn los und gehe den Weg als befreiter Mensch.
Immer wiederkehrende Schuldgefühle, immer wiederkehrende Belastungen, Schmerzpunkte im Leben, denen man sich nicht stellt	Schmerz, danke dass du mir den Weg weist! Jetzt weiß ich, dass ich ohne dich nicht erkennen konnte. Danke für die Einsicht und für die Erkenntnis, dass es mehr gibt außer Himmel und Erde.
Akute Krise, Abwehrschwäche, Überbelastung, unnatürliches Funktionieren-Wollen, verkrampft sich, großer Druck	Den Druck habe ich jetzt hinter mir gelassen, weil die Leichtigkeit die Führung übernimmt. Alles geschieht sowieso aus sich heraus. Also kann ich darauf vertrauen, dass ich immer das tue, was gerade getan werden will. Danke!
Einschneidendes Erlebnis, Erschütterung der Seele, Schutzmechanismus	Der Schock war heilsam und hat mich aus meinen Fehlsichten und Irrtümern befreit. Es ist an der Zeit, wirklich zu leben. Ohne mich umzusehen, folge ich dem Weg, der für mich vorgesehen ist.
Schuldgefühle, aufrichtige Lebenshaltung fehlt, trägt große Lasten mit sich herum	Schuldgefühle zerstörerische und harte Gedanken schmerzen mich sehr. Ich lasse sie hinter mir und lasse sie ziehen. Ich halte nichts fest und erlebe jede Sekunde meines Daseins in Liebe, mit Glück und Freude.
Lehnt sich gegen etwas auf, legt sich einen »Schutzpanzer« zu, zwischenmenschliche Probleme, oft in Bezug auf die Eltern, rebelliert, fühlt sich in der Umgebung oder im Körper unwohl	Ich lebe mein Leben ganz bewusst und meistere es in vollkommener Harmonie. Wenn Angst hochkommt, schaue ich sie mir an und akzeptiere sie. Ich erlebe sie bewusst und lasse sie dann los.
Will gewisse Dinge nicht hören, kann die Vergangenheit nicht akzeptieren, schaltet auf stur	Ich freue mich über jeden Tag, den ich ohne Gedanken an Vergangenes oder Zukünftiges meistern kann. Ich lebe im Jetzt und höre hin, was mir das Leben sagen will.

	Botschaft – was dir das Leben sagen will
Schwindel	Gedanken kommen und gehen. Halte sie nicht fest und gib ihnen keinen Raum. Du kannst sie weder wegschicken noch loswerden, aber du hast die Möglichkeit, ihnen keine Aufmerksamkeit mehr zu schenken.
Sehnenscheidenentzündung, s. Entzündungen	
Selbstmordgefährdung	Du kannst nicht ausweichen. Du kannst nirgendwo hingehen, wo du all deine Sorgen und Ängste zurücklassen kannst. Du nimmst sie immer mit. Deshalb ist der Tod keine Lösung. Es wird dir dieselbe Erfahrung auf einer anderen Ebene begegnen.
Senilität, s. Alzheimer	
Sepsis, s. Blutvergiftung	
Sinusitis, s. Nasennebenhöhlenentzündung	
Skabies, s. Krätze	
Sklerodermie (Chronische Autoimmunkrankung)	Ich verdaue alles mit Leichtigkeit und genieße das Leben.
Skoliose, s. Hohlrundrücken	
Sodbrennen (Pyrosis)	Angst ist das Gegenteil von Liebe. Liebe ist etwas Großes, das du in deinem Herzen finden kannst. Wo Liebe ist, muss Angst weichen. Deshalb halte Ausschau nach der Liebe in dir.
Sonnenallergie, s. Allergien	
Stottern (Sprachstörung)	Angst ist das Gegenteil von Liebe. Wo Liebe ist, muss Angst weichen. Halte Ausschau nach Liebe – sie wohnt in dir.
Struma, s. Kropf	

Der wunde Punkt – Insuffizienz	Festgefahrene Konzepte umwandeln – was ich mir selbst sage
Flüchtige, zerstreute Gedanken, versucht, die Kontrolle zu haben und zu behalten, obwohl es sie nie wirklich gegeben hat	Ich gebe mir die Erlaubnis, mich wertvoll zu sehen und mich anzunehmen, wie ich bin. Ich befreie mich von dem Druck und lasse schwindelerregende Gedanken vorbeiziehen, anstatt mich in ihnen zu verlieren.
Will den Schmerz hinter sich lassen, Unwissenheit, dass Probleme lediglich auf eine andere Ebene mitgenommen werden, stellt sich dem Leben nicht, Hilfeschrei	Alles, was mich schmerzt, sorgt und belastet, ist in meinem Ich verankert. Mithilfe der göttlichen Kraft werde ich die Bürden eines Tages loswerden. Ich vertraue darauf.
Anstrengung, Aggressionen, sauer, ist immer in Bewegung, überaktiv, kann nicht ruhig sein	Aggressionen dürfen sich verabschieden. Nie gehörten sie zu mir. Sie waren immer nur auf Besuch. Jetzt lasse ich diesen Besuch nicht mehr in mich ein. Ich öffne die Türe für all das Liebevolle, das schon so lange darauf wartet, eingelassen zu werden.
Starke Ängste	Wo Angst ist, ist auch Schatten. Wo Schatten ist, ist das Licht nicht weit. Ich öffne mich dem Licht und lass es in mein Leben. Es lässt meine Angst weichen und nimmt mich an die Hand. Danke für die Führung.
Ängste, Unsicherheit, was von unten aufsteigt, kann und darf nicht raus, unterdrückt sich	Liebe, sei in meinem Leben. Liebe, komm zu mir. Liebe, entfalte dich. Liebe, liebe mich. Ich weiß, dass du da bist und immer durch mich wirkst. Lass es mich spüren und lege deine beschützenden Hände um mich.

T

	Botschaft – was dir das Leben sagen will
Sucht	Halt findest du nicht irgendwo – gib ihn dir selbst. Stärke dich! Geh in dein Herz, anstatt dich im Denken zu verlieren. Nur dort findest du das, was du für eine Veränderung brauchst.
Thrombose	Lebensfreude ist da, wenn man grobe Gedanken hinter sich lässt, wenn man sich aus diesem denkenden Netz befreit und sich ins Herz fallen lässt.
Tinnitus	Geh es langsamer an. Lass Druck von dir abfließen und schau dir das, was du nicht hören kannst, etwas genauer an. Welche Botschaft steckt dahinter? Lass dich nicht stressen. Die Arbeit läuft dir nicht davon.
Tollwut (Rabies, Infektionserkrankung durch einenTierbiss)	Das Leben ist eine Welt der Erfahrungen. Es gibt viele Welten, die alle illusorischer Natur sind, und doch leben wir in einer davon, die wir als real ansehen. Hinterfrage, was real und was unreal ist. Erforsche das und habe Geduld.
Trauma	Eine tief einschneidende Erfahrung möchte dich wachrütteln und zur Umkehr von Sicht und Leben einladen. Gehe über den momentanen Zustand hinaus und traue dich, dein Leben völlig neu zu sehen und zu gestalten. Vertraue!
Trommelfellverletzungen	Achtsamkeit ist die Fackel, die dir das Leben erhellt. Geh achtsam und offen durch das Leben und nimm es mit all deinen Sinnen bewusst wahr. Dann gehe über die Sinne hinaus und dringe in tiefere Sphären in dir vor.
Tumore	Lebe dein Leben, wie es deine Intuition von dir verlangt. Wer sich unterdrückt, erzeugt Gegendruck und sorgt für disharmonische Umstände. Befreie dich aus deinem selbst auferlegten Gefängnis – die Tür ist auf.

Der wunde Punkt – Insuffizienz	Festgefahrene Konzepte umwandeln – was ich mir selbst sage
Flüchtet sich in etwas, das vom Schmerz ablenkt, hat den Halt verloren, Realitätsflucht	Ich bin bereit für Veränderung und nehme sie dankbar an. Ich öffne mich für das, was nun geschieht, und lasse Harmonie in mein Leben. Gestärkt sehe ich all das, was mich umgibt, und segne es voller Liebe.
Lebensfreude ist gehemmt beziehungsweise unterbrochen, der Fluss ist beeinträchtigt, wird von überholten Gedankenmustern gelebt	Ich wecke den Lebensfluss in mir und fließe mit dem Strom. Ich lege meine alten und überholten Gedankenmuster ab und sehe die Welt mit den Augen der Liebe, ohne ihr meine Vorstellungen überzustülpen.
Psychische Überbelastung, kann viel nicht mehr hören, stellt sich taub, bei zu viel Stress, auch bei unverarbeiteten emotionalen Belastungen	Ich vertraue darauf, dass der universelle Fluss, der durch mich fließt, mein Vorhaben unterstützt, wacher, offener und hellhöriger zu sein. Ich lausche dem Leben und nehme alle Hinweise dankbar an.
Lebt in einer Traumwelt, starker Ich-Bezug, ist selbst bereit »anzugreifen«	Ich atme tief ein und tief aus und bitte das Leben um Einsicht und Erkenntnis. Ich akzeptiere, was geschieht, und auch das, was nicht geschieht. Ich bin bereit, mein Leben zu ändern und meine Einstellungen zu harmonisieren.
Schockzustand der Seele, die sich »zurückgezogen« hat, das Fass ist übergelaufen, ist in der Krise stecken geblieben, traut sich nicht weiterzugehen, massive Ängste	Wenn das Leben nicht leicht ist, rufe ich das göttliche Licht um Hilfe und Unterstützung an. Bitte schenk mir die Kraft und steh mir bei, eine positive Sicht zu erlangen, mein Leben zu meistern und der Liebe zu begegnen.
Zu starker Druck und Belastungen, denen nicht mehr standgehalten werden kann – meist emotional, Hinweis darauf, bewusster zu leben und achtsamer zu sein	Belastungen und Druck streife ich ab. Ich höre hin, was mir das Leben sagen will. Ich lasse mich jetzt fallen, denn das Leben fängt mich auf und weiß, wo mein Platz ist.
Ordnet sich unter, lebt sich selbst nicht, Unterdrückung seiner Bedürfnisse und Wünsche, geistig-seelischer Konflikt, Angst, steht nicht zu sich selbst, innere Verhärtung	Ich sehe die Situation mit den Augen der Liebe. Ich lasse alte Verletzungen hinter mir und schicke Liebe und Licht in meine Zellen. Sie wirken heilend auf mich und schenken mir Wärme und Trost. Danke für dieses Leben.

	Botschaft – was dir das Leben sagen will
Typhus	Das Leben ist eine Welt der Erfahrungen. Es gibt viele Welten, die alle illusorischer Natur sind, und doch leben wir in einer davon, die wir als real ansehen. Hinterfrage, was real sein kann. Erforsche das und habe Geduld.
U Übelkeit	Akzeptanz bedeutet nicht, mit etwas einverstanden sein zu müssen. Es bedeutet zu erkennen, dass das Leben seine eigene Ordnung hat und wir mit diesem Fluss fließen sollten. Dagegensteuern macht krank. Fließe!
Überaktivität	Druck ist etwas Unnatürliches, er erzeugt Angst. Angst drängt dich von der Liebe weg, die das einzige Lebensziel ist. Suche nach der Liebe. Sie ist dir näher, als es dein Körper je sein kann.
Überbein am Handgelenk	Jeder Mensch braucht einen Raum, in dem er sich zum Ausdruck bringen kann. Wenn dieser fehlt, fehlt dem Menschen Liebe. Die universelle Liebe wartet nur darauf, entdeckt zu werden. Mach dich auf den Weg.
Überblähung der Lunge, s. Lungenprobleme	
Übergewicht	Mit Maß und Ziel kommt man in jedem Lebensbereich am besten voran. Hab keine Angst und vertraue, dass alles seine Ordnung hat. Spüre die Liebe, die aus dir heraus wirkt und strahlt. Sie ist stärker als alles andere.
Ulcus cruris, s. Bein (offenes ...)	
Unfälle	Es bedarf einer radikalen Änderung. Überdenke dein Leben! Ändere nicht dein Leben, sondern deine Sicht. Diese neue und weite Sicht wird das Leben automatisch anders formen. Vertraue!

Der wunde Punkt – Insuffizienz	Festgefahrene Konzepte umwandeln – was ich mir selbst sage
Individuelle Belastungen in Bezug auf Partnerschaft, Familie, Arbeitsplatz, Nachbarschaft, weiteres Umfeld et cetera, psychosomatisch bedingt, Unverständnis, Einfühlungsvermögen fehlt	Das Leben ist wunderbar, wenn ich es so annehmen kann, wie es sich zeigt. Es gibt keinen Grund, es abzulehnen. Ich nehme mich an, wie ich bin, und schließe auch mein Umfeld darin ein. Ich danke für die Führung.
Lehnt etwas ab, etwas kann nicht akzeptiert werden (bei Schwangeren oft unbewusst durch Ablehnung oder Unsicherheit der neuen Situation gegenüber)	Ich nehme das Leben an, wie es ist, und akzeptiere meine Aufgaben. Dankbar widme ich mich meinen Pflichten und dem, was geschehen oder auch nicht geschehen soll. Es ist gut, wie es ist. Danke.
Fühlt sich unter Druck, ist »außer sich«, lenkt vom Wesentlichen und von sich selbst ab, Unruhe aufgrund von Unsicherheit	In der Stille meines Herzens ist ein Raum, wo ich mich von den Strapazen meiner Gedanken, Einbildungen und Vorstellungen ausruhen kann. Ich erhole mich an diesem stillen Ort und bin bereit, neue Wege zu gehen.
Fehlender Raum für sich selbst, lebt nur für andere, Uneinsichtigkeit, nachtragend, stur	Ich gebe mir jenen Raum, den ich brauche, um mich endlich entfalten zu können. Ich lebe meine Bedürfnisse im Einklang mit meinem Umfeld und erlaube mir, kreativ zu sein. Ich bin im Fluss und stehe zu mir.
Angst, Schutzbedürfnis, läuft vor Gefühlen davon, Unsicherheit, Selbstablehnung, sucht Erfüllung, hat sich einen Schutzpanzer angelegt, fühlt sich unsicher und ungeliebt	Wenn der Ballast abfällt, kann ich durchatmen. Deshalb lasse ich jetzt alle Lasten fallen und lenke meinen Atem bewusst in alle Zellen meines Körpers. Die Belastungen schmelzen dahin wie das Eis in der Sonne. Danke!
Unvermögen, für sich selbst einzutreten, lehnt sich gegen Autoritäten auf, Warnschuss dafür, im Leben umzukehren, sein Leben neu zu gestalten und zu überdenken, es reicht!	Ich bin bereit, Veränderung zuzulassen. Ich lege meine Wünsche, Vorstellungen und Ziele ab und übergebe mein Leben der göttlichen Vorsehung. Nur sie kennt das Ziel, weiß, was für mich stimmt. Ich vertraue!

	Botschaft – was dir das Leben sagen will
Unfruchtbarkeit	Lass Widerstände los und schau dir das Leben etwas gründlicher an. Welche Botschaft steckt beim genaueren Hinsehen dahinter? Lass dich nicht stressen. Freue dich und gehe mit dem Leben mit.
Unruhige Beine	Lass die Belastungen los. Lass deine Unruhe los. Lass deine unruhigen Gedanken los. Du bist äußerlich immer in Bewegung und selbst wenn der Körper still wird, will er sich weiterbewegen. Diese Gewohnheit löst sich, wenn du ruhig geworden bist.
Unterleibsprobleme	Frau sein ist etwas unglaublich Starkes und Schönes. Lebe deine Weiblichkeit! Zelebriere sie und steh zu ihr. Du bist dazu aufgerufen, deine Zartheit und Liebe in dir zu erwecken. Lass es zu.
Uterus, s. Gebärmutter	
Varizen, s. Krampfadern	
Venenentzündung (Phlebitis)	Es tut kein bisschen weh, das Leben aus einer gesunden Distanz heraus zu betrachten und seine Sicht zu hinterfragen. Erforsche dich und das Leben und gib dem Ganzen einen neuen Sinn.
Venenschwäche	Schwächen werden zu Stärken, wenn man sie erkennt. Man muss sie nicht lösen, sondern nur durchschauen, was sie in Wahrheit sind. Mach dich auf den Weg, um die Wahrheit zu erforschen. Vertraue!
Verbrennungen	Alles ist offenkundig. Es gibt nichts, was du für dich behalten kannst. Auch wenn dich keiner sieht, der göttliche Strom sieht alles, weiß alles und ist alles. Das All-Auge ist in jedem Moment überall gleichzeitig, also in allem präsent. Erkenne das.
Verdauungsprobleme	Liebe heilt alle Wunden. Wer verzeiht und loslassen kann, nähert sich der Liebe. Viele Menschen kennen nur die Liebe der zwischenmenschlichen Beziehungen, die nicht die universelle Liebe ist. Halte Ausschau nach der wahren Liebe!

Der wunde Punkt – Insuffizienz	Festgefahrene Konzepte umwandeln – was ich mir selbst sage
Angst und Widerstand gegenüber dem Leben, Probleme in Bezug auf Eltern oder Partnerschaft, fehlende Freude und mangelnder Lebensfluss	Ich vertraue dem Leben und bin bereit, das anzunehmen, was es mit mir vor hat. Ich erzwinge nichts und folge meiner Bestimmung. Alles hat seine Ordnung. So soll es sein.
Stress, wenn der Druck zu groß wird, Belastungen, die man nicht mehr ertragen kann, innerliche Angespanntheit, fremdbestimmtes Leben, fehlender Mut	Stille und Ruhe kehren in mein Herz ein. Ich gebe mich dem Augenblick hin und lasse alles los. Gedanken dürfen weichen, wenn der Atem still und gleichmäßig wird. Ich atme tief ein und aus. Stille kehrt ein.
Lehnt die Weiblichkeit ab, Störungen zu der eigenen Körperlichkeit in Bezug auf Sexualität, Ängste, sucht Schutz	Ich sage Ja – zu mir und zu meiner Weiblichkeit. Ich widme mich meinem Körper und meinen Sinnen und bin bereit, Liebe zu empfangen.
Wut und Frustration, die eskalieren, emotionaler Druck ist zu groß, ist genervt und angespannt, geht den nächsten Schritt nicht und stagniert	Frust, Druck, Stress und alle Belastungen, die so unnatürlich und befremdend sind, ersetze ich durch Leichtigkeit, die mein Herz erfüllt. Ja, es darf jetzt leichter sein. Friede kehrt ein.
Wut und Frustration, mag nicht mehr so weiterleben, ist genervt und angespannt, geht den nächsten Schritt nicht und stagniert	Gelassenheit und Leichtigkeit durchfluten mich. Ich halte inne und gebe mir Raum für Ruhe und Entspannung. Alles, was mir wichtig war, darf jetzt rasten. Das Wichtigste ist die Stille, aus der heraus ich jetzt lebe.
Geheimnisse, Schwachpunkte, schicksalhafte Belastung, neigt zu Selbstzerstörung, zwischenmenschliche Problematik	Ich vertraue dem Leben und bin bereit, es anzunehmen, wie es ist. Ich nehme es bewusst wahr und lasse zerstörerische Gedanken abfließen. Mein Herz spricht die Sprache der Liebe und diese Sprache wirkt heilend und sanft.
Ängstlichkeit, innere Unruhe, kann nicht loslassen, vergessen, verzeihen et cetera, hat an etwas zu knabbern	Ich lasse los, was nicht zu mir gehört. Ich verabschiede das, was mich belastet. Ich sehe es mir an und söhne mich dann mit ihm aus. Alles darf so sein, wie es ist. Ich lasse es los.

W

	Botschaft – was dir das Leben sagen will
Verstopfung	Loslassen ist etwas sehr Befreiendes. Doch sollte man wissen, dass man immer nur Gedanken loslässt, welche die Ursache für alle Erfahrungen sind. Die Erfahrung selbst war nie mehr als ein Gedanke. Erforsche das und entdecke dich neu.
Wadenkrämpfe	Offenheit ist etwas sehr Wichtiges. Offen zu sein bedeutet, bereit zu sein, innere Wandlung zuzulassen. Verkrampfe dich nicht. Sei entspannt und frei von Druck, offen dafür, was das Leben dir noch alles zu bieten hat.
Warzen	Wer im Gleichgewicht lebt, lebt achtsam, bewusst und bedacht. Das ist durchaus nicht langweilig, sondern eine hohe Kunst, die sehr erfüllend ist. Erfülle dich mit jenem Wissen, welches du tief in dir drinnen erkennen kannst.
Waschzwang	Was auch immer im Außen getan wird, es ändert nichts daran, dass vor allem die innere Einstellung geändert werden muss. Reinige dein Leben im Innen, damit es sich im Außen wandeln kann.
Wasserlassen (Probleme beim …, Paruresis)	Lebe das Leben in vollen Zügen. Genieße es und habe Vertrauen, dass alles in Ordnung ist. Halte deine innere Welt in Ordnung. Sorge für einen bewussten Umgang mit dir selbst.
Wechseljahrprobleme	Dein höchstes Selbst ist frei von Alter, wunderschön, ewig und vom Tod befreit. Deswegen sollte sich das Ich auf die Suche nach dem Selbst machen, um es erleben und erfahren zu können. Mach dich auf den Weg!
Weißfluss, s. Frauenleiden	
Weitsichtigkeit	Die Welt ist nicht so, wie wir sie sehen. Sie ist etwas ganz anderes als das, wofür sie gehalten wird. Erforsche das Leben und das, was wir Welt nennen. Wie sieht deine Welt aus – genauso, wie die der anderen?

Der wunde Punkt – Insuffizienz	Festgefahrene Konzepte umwandeln – was ich mir selbst sage
Unfähig, alte Thema loszulassen, frisst alles in sich hinein, vieles bleibt unausgesprochen, Verlustängste, neigt zum Geiz, läuft vor sich selbst davon	Alles, was mich tangiert, hülle ich in Licht und Liebe ein und entlasse es aus meinem Bewusstsein. Ich lenke meine ganze Aufmerksamkeit auf das Positive und lasse meine Gedanken Gedanken sein.
Spannungen, Ängste, verkrampfte Haltung, Gedanken, Sicht et cetera, fehlende Offenheit und Spontaneität	Ich atme Wärme, Geborgenheit, Frieden, Liebe und Harmonie in meinen Körper ein und alle Schlacken dürfen sich dadurch verabschieden. Ich entkrampfe und entspanne mich. Mein Leben ist leicht.
Inneres Ungleichgewicht, das zu Stoffwechselstörungen führt und Warzen entstehen lässt, eine Folge von Ignoranz gegenüber der eigenen wahren Identität	Ich lasse immer mehr Ruhe und Gelassenheit in mein Leben fließen. Ich spüre, wie sich alles Negative auflöst, und bin dankbar für das Liebevolle, das sich nun entfalten darf.
Schlechtes Gewissen, will sich befreien, will etwas geistig-seelisch oder körperlich loswerden	Ich gebe meinem Leben einen Sinn und reinige jetzt meine Seele. Sauberkeit beginnt im Herzen. Ich denke klare, liebevolle und reine Gedanken. Ich bejahe mein Leben und meistere es in jeder Situation.
Hält etwas zurück, trägt Verborgenes und Unausgesprochenes mit sich herum, kann nicht loslassen, etwas staut sich im Menschen, er »verschließt« sich vor der Realität.	Meine Blase arbeitet in absoluter Harmonie und universellem Einklang. Ich bin bereit, alles loszulassen, und nehme diese Veränderung dankbar an. Gestärkt gehe ich des Weges und bin vollkommen frei.
Angst, nicht mehr begehrt zu werden, Probleme mit dem Älterwerden oder auch mit der Weiblichkeit, Selbstablehnung	Ich akzeptiere meinen neuen Lebensabschnitt, in dem ich mich kreativen und erfüllenden Aufgaben widmen werde. Ich bin alterslos und frei. Ich sage Ja zum Leben und das Leben sagt Ja zu mir.
Zurückgehaltene Wut, Aggressionen, Ärger, nicht geäußerte blockierte Energie, Klarsicht fehlt, sieht die Dinge begrenzt und verschleiert	Ich sehe das Leben mit den Augen des Herzens und lasse den Verstand ruhen. Meine Klarheit neutralisiert die Sicht und befreit mich von ständigen Urteilen und Meinungen. Alles ist gut, wie es ist.

	Botschaft – was dir das Leben sagen will
Windpocken	Entspanne dich. Wovor hast du Angst? Angst ist ein mentales Konzept und nichts, was eigenständig ist oder was man anfassen kann. Schau dir das einmal genauer an.
Wirbelsäulenprobleme, s. Ischias	
Wirbelsäulenverkrümmung	Alles, was dich umgibt, ist ein und dasselbe wie du! Erkenne, dass die Gemeinschaft zählt. Ihr steht Aufrichtigkeit zu, aber in erster Linie solltest du sie dir selbst schenken. Geradlinigkeit darf jetzt gelebt werden.
Wundrose (Erysipel), s. Rotlauf	
Zähneknirschen	Starke Belastungen kann man entschärfen, indem man sich mit ihnen aussöhnt und sie nicht immer wieder belebt. Wärme sie weder in Worten noch in Gedanken auf und lass sie ruhen. Sei offen für Veränderung und vertraue dem Leben völlig.
Zahnfleischentzündung	Lass dich vom Leben treiben und sieh, wo es dich hintragen wird. Intuitive Entscheidungen können niemals falsch sein. Auch wenn das Ergebnis nicht wünschenswert ist, es ist nur eine Erfahrung. Wozu ihr also so viel Wert beimessen?
Zehe/Großzehe (Hallux valgus)	Druck entsteht im Ego. Erforsche dein Selbst. Dazu ist das Ego unumgänglich. Es ist nicht dein Feind, sondern dein Freund. Nutze es dazu, dir selbst näherzukommen und zu erkennen, was du tief in dir bist.
Zahnprobleme	Leichtigkeit ist eine Grundeigenschaft, die das Leben mit sich bringt. Öffne dein Herz und lass sie in dein Leben. Gehe deinen Weg froh und voller Zuversicht. Das Leben meint es gut mit dir, vergiss das nie!
Zehennägel, eingewachsene	Sorgen existieren nur, wenn man an sie denkt. Ist das nicht eigenartig? Wo sind sie eigentlich, wenn wir schlafen? Eigenartigerweise sind sie dann unsichtbar. Denke darüber nach und erforsche die Tiefe dieser Aussage in dir.

Der wunde Punkt – Insuffizienz	Festgefahrene Konzepte umwandeln – was ich mir selbst sage
Bei starker Empfindlichkeit, Angst und Spannungen, kann nicht abschalten und relaxen, permanenter Dauerstress	Ich sehe gelassen in den Tag hinein und lasse alle Anspannung von mir abfallen. Es gibt keinen Grund, unglücklich zu sein. Ich ziehe das Glück, das ich bin, jetzt in mein Leben.
Unaufrichtigkeit, wenn die richtige Haltung und Rückgrat fehlen, verbiegt sich, im wahrsten Sinne des Wortes	Ich öffne mich für mein Leben und meine Mitmenschen. Ich begegne allem mit Offenheit, mit Liebe und Respekt. Ich nehme eine aufrechte Haltung ein und gehe aufrichtig durch das Leben.
Seelische »Kauattacken«, starke Belastungen, Gefühle, die verdrängt werden	Ich sehe das Leben mit klaren Augen und nehme es an, wie es ist. Mit Leichtigkeit gehe ich voran und weiß, dass alles seine Richtigkeit hat. Ich erkenne die Schönheit in mir.
Unfähigkeit, zu den eigenen Entscheidungen zu stehen, sie zu vertreten und umzusetzen, Unschlüssigkeit	Ich stehe zu mir und zu meinen Entscheidungen. Ich weiß, dass ich mich auf meinen Instinkt ganz und gar verlassen kann.
Veranlagung, meist vererbt, Druck	Ab heute sehe ich in jedem Problem eine Aufgabe, dessen Lösung bereits in der Aufgabenstellung sowie in meiner Fragestellung liegt. Ich weiß, dass die universelle Ordnung einwandfrei funktioniert.
Lange bestehende Unentschlossenheit, »beißt« sich durch das Leben, Verkrampfung	Das Harte soll aus mir weichen und alles Sanfte und Weiche darf sich jetzt entfalten. Ich erlebe mein Leben bewusst und meistere es.
Sorge, Schuldgefühle, will recht haben, will voranschreiten, stagnierende Verhältnisse	Sorgen, die meine Gedanken und Vorstellungen geprägt haben, entziehe ich jetzt meine Aufmerksamkeit. Ich richte mich neu aus und gebe meinem Leben eine neue Richtung.

	Botschaft – was dir das Leben sagen will
Zellulitis	Der Lebensfluss ist voller Kraft und Grazie. Verschließe dich nicht! Begib dich in seine Obhut und schaue einfach nur zu, wohin es dich treibt. Das Leben ist ein perfektes Schauspiel. Beobachte es und du kannst es erkennen.
Zöliakie, s. Glutenunverträglichkeit	
Zuckerkrankheit, s. Diabetes mellitus	
Zwänge, s. Neurose	
Zwölffingerdarm, s. Darm	
Zysten	Alles, was immer wiederkommt, kommt nicht, um dich zu belasten oder zu ärgern, sondern um dir eine Botschaft zu vermitteln. Sie lautet: Lass Schmerzen zu – durchlebe sie – sieh sie dir an – verzeihe und dann entlasse sie aus deinem Leben

Der wunde Punkt – Insuffizienz	Festgefahrene Konzepte umwandeln – was ich mir selbst sage
Aufgestaute Wut, Selbstbestrafung, Ablehnung, etwas staut sich und kann nicht fließen	Ich entkrampfe und entspanne mich. Alles ist im Fluss, ich fühle mich frei und geborgen.
Wenn alte Schmerzmuster immer wiederkehren, oft Verletzungen, die bereits im Kleinkindalter entstanden sind, Ablehnung, Ängste	Ich hülle den Schmerz liebevoll ein. Er ist mein Freund und darf da sein, bis ich ihn angesehen, angenommen und in Liebe entlassen habe. Ich erfülle mein Sein mit tiefem Frieden.

Wie gehe ich mit körperlichen oder psychischen Disharmonien um?

Viele Menschen haben körperliche oder psychische Störungen, weil sie immer noch unter ihrer Kindheit leiden, viele schmerzhafte Erfahrungen noch nicht verdaut haben oder mit den gegebenen Umständen nicht zurechtkommen. Sie sind überfordert, häufig lustlos und haben ihre Lebensfreude verloren. Oft geht es nur noch um ein Überleben, die Lebensqualität ist verschwunden und geblieben sind Frust und Lethargie. Selbstaufgabe und Inhaltslosigkeit tragen nicht gerade dazu bei, vor Gesundheit zu strotzen. Wer in einer solchen Situation steckt, hat wahrlich keine leichte Aufgabe zu meistern. Wer solche Lebenskrisen hinter sich gelassen hat, weiß, dass sie unumgänglich waren und er dadurch ein neuer Mensch geworden ist. Krisen, ganz gleich welcher Art, stärken uns. In dem Moment jedoch, da wir mittendrin stecken, wollen und können wir das nicht so sehen. Jeder hat seine eigene Art, mit Schwierigkeiten umzugehen. Doch das, was wir als schwierig bezeichnen, ist nie der wahre Grund für unsere Krise. Eine Krise wird, du erinnerst dich, durch *disharmonische Gedanken, Handlungen und Gefühle* genährt. *Es geht also nicht darum, die Situation zu verändern, sondern unsere Sichtweise dazu.* Mein Tipp: Widme dich der Spiritualität, bevor dein Körper alt und schwach geworden ist.

Kein Seminar kann dir so viel geben, wie das Leben dich zu lehren vermag. Das Leben selbst ist der Weg und zugleich unser bester Lehrer. Es gibt kein Patentrezept für

Wohlbefinden, zumindest kenne ich keines. Wie bereits erwähnt ist es keine Lösung, sich mit Alkohol zu betäuben, sich abzulenken, Konflikte zu ignorieren, zu verdrängen oder sich alles schönzureden. Wenn man ein Problem hat, nutzt einem die Binsenweisheit »Es gibt keine Probleme« nicht weiter. Sie macht einen höchstens zornig und man schaltet auf stur. Auch wenn dies aus mancher Perspektive stimmen mag: Solange wir die Dinge an ihrer Oberfläche wahrnehmen und betrachten, sind das, was wir Probleme nennen, ernst zu nehmende Situationen. Sich einzureden, dass alles in Ordnung sei, zeugt von Hochmut. Tun wir nicht so, als wäre alles in Ordnung, wenn wir es nicht so empfinden. Das hat noch nie funktioniert.

Wir sollten uns aber auch nicht schuldig fühlen, nur weil wir das Problem nicht sofort durchschauen oder lösen können. Nehmen wir uns selbst ernst und auch andere, wenn sie schwanken und unsere Hilfe brauchen. Die beste Hilfe ist zuzuhören und da zu sein. Ratschläge und eigene Lebensgeschichten zum jeweiligen Thema kann man für sich behalten, keiner will sie hören.

Wenn Du Dich schlecht fühlst, dann …

- … lass es zu.
- … analysiere es nicht.
- … frag nicht nach dem Warum. Es gibt keine Antwort darauf, die dir nützlich sein kann.
- … verliere dich nicht in deiner Gedankenwelt.
- … teile dich mit und sprich darüber.
- … fühle die Disharmonie, die in dir aufsteigt, und achte darauf, dass sie nicht von dir Besitz ergreift.
- ... nur was »hochkommt«, sich zeigt, kann ausheilen. Also lasse es zu!

Wenn es in deiner Wohnung schlecht riecht, wirst du wahrscheinlich die Fenster öffnen, damit der Gestank abziehen kann. Klingt einleuchtend. Aber was bedeutet das übertragen auf deinen Körper? Was braucht es, damit das, was sich in dir an Ablagerungen angesammelt hat, abfließen kann? Du jammerst und flehst, dass es dir besser gehen möge. Die Krankheit soll weichen, das Allgemeinbefinden soll sich bessern. Doch du öffnest dein Fenster nicht. Niemand hat es gern, wenn er von Trauer, unguten Gefühlen oder Ängsten heimgesucht wird. Die erste Reaktion: »Weg damit!« Der erste Gedanke: »Wie werde ich das los?« Das sind menschliche Reaktionen, die aber vor allem von innerem Widerstand zeugen. Durch Widerstand jedoch spitzt sich das Ganze eher zu und man wird sich erst recht schlechter fühlen.

Also, was auch immer hochkommt, den Gemütszustand senkt und die Freude trübt: Lass es da sein, aber lass dich davon nicht gefangen nehmen. Lass nicht zu, dass es dein ganzes Wesen einnimmt. Lass es einfach hier sein. Beobachte, was es mit dir macht. Schau dir die Gefühle einfach an. Mehr ist nicht zu tun. Du musst sie weder wollen noch nicht wollen, weder gutheißen noch ablehnen. *Lass sie einfach sein, bis sie von selbst abziehen. »Und wenn sie das nicht tun?«* Solche Fragen solltest du dir ab heute nicht mehr stellen. Schüre nicht vorschnell Zweifel und denke nicht negativ, denn du kannst ja nicht wissen, was passiert. Vertraue einfach!

Auch wenn es ein wenig dauert, in jeder Situation vertrauensvoll und verantwortungsvoll durchs Leben zu gehen, die Leichen, die du in deinem Keller versteckt hast, müssen zuerst an dir vorbeitransportiert werden, bevor sie sich endgültig verabschieden. Natürlich ist das nicht angenehm! Es schmerzt, riecht übel und ist zum Davonlaufen. Doch es geht vorbei! Und du bist stark! Du hast die universelle Kraft, die immer da ist. Sie ist in dir! Sie ist deine Tankstelle an der du 24 Stunden lang, also rund um die Uhr, auftanken kannst. Doch musst du dich der Tankstelle zuwenden und nicht mit Vollgas daran vorbeifahren oder vorher abzweigen. Wenn du Hunger hast, kommen die Brötchen aus der Bäckerei ja auch nicht zu dir ins Wohnzimmer geflogen. Du musst schon hingehen. Also, wende dich nach innen und ziehe deine Aufmerksamkeit von unnötigen Ablenkungen ab.

Ausklang

Das Leben ist weder gut noch schlecht, es ist immer so, wie du es siehst. Es folgt deiner Gesinnung. Das Leben meint es auf alle Fälle immer gut mit dir, auch wenn es sich für dich im Moment überhaupt nicht so anfühlt. Nun fragst du dich vielleicht, was daran gut sein kann, schwer krank zu sein? Hierin ist wahrlich nichts Gutes zu finden, wenn man davon betroffen ist. *Doch Krankheit ist die Wirkung, der etwas vorausgegangen ist.* Also frage dich lieber, *wann und wie oft du gut warst* – in Gedanken, Worten und Taten – dir selbst und anderen gegenüber!

Wir stellen unsere Lebensweise häufig erst dann infrage, wenn uns »das Wasser bis zum Hals steht«. Somit ist es nicht nur wertvoll und hilfreich, sondern unumgänglich, sich tiefere Fragen zu stellen und sich seiner Innenwelt zu widmen, *bevor* die eine oder andere Welle daherkommt.

Ganz lange spazieren wir einen wunderbaren Strand entlang und ganz weit draußen können wir Wasser sehen. Wie hypnotisiert spielen wir mit dem Strandgut, halten unsere Sandburg in Ordnung, laufen planlos hin und her und spielen mit den Muscheln. Während wir mit unserem Leben und der Sandburg beschäftigt sind, bemerken wir nicht, dass das Wasser immer näherkommt. Dies geschieht nicht von heute auf morgen, sondern es liegt ganz viel Zeit dazwischen. Zeit, die wir dazu nutzen könnten, um uns selbst zu erforschen. Wer sich ausschließlich in der materiellen Welt verliert, über den wird eines Tages eine Riesenwelle hereinbrechen.

Ob die Welle eine Krankheit, eine Scheidung, eine Pleite oder etwas anderes mit sich bringt, wissen wir nicht. Es wird auf alle Fälle eine für uns perfekt zugeschnittene Botschaft sein, die uns wachrüttelt. Diese kalte Dusche kann für jeden Menschen der Beginn für eine völlig neue Gesinnung und Ausrichtung sein. Möge dieses Buch dich darin stärken und dein steter Begleiter sein.

Über den Autor

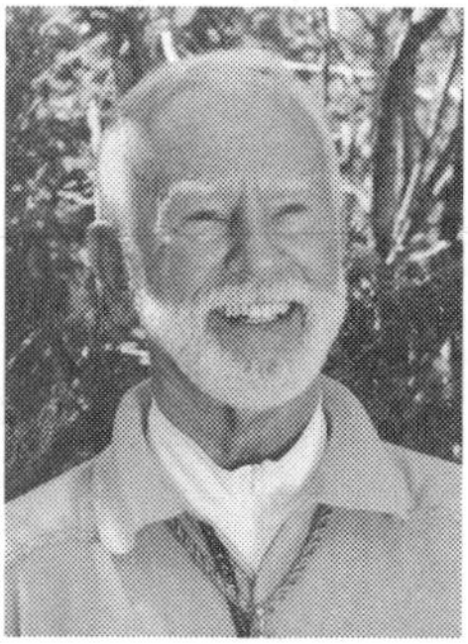

Kurt Tepperwein, 1932 in Lobenstein geboren, widmete sich nach langjähriger Unternehmensberater- und Heilpraktikertätigkeit voll und ganz dem Mysterium des Lebens. Als Bewusstseinsforscher, Seminarleiter und Autor unzähliger Werke sieht er seine Aufgabe darin, sein allumfassendes Wissen, sowie seine wertvollen Erkenntnisse mit allen suchenden Menschen zu teilen. Tepperwein versteht es wie kaum ein anderer, die materielle und geistige Sicht der Dinge zu umfassen und in einer harmonischen Ganzheit zu betrachten. Ergänzend zu mehr als 90 Büchern, zahlreichen DVDs und CDs erreichen seine beliebten Kompakt- und Ausbildungslehrgänge jede Alters- und Berufsgruppe.